PILATES

Der Inhalt dieses Buches stützt sich auf die von Joseph Pilates entwickelte Trainingsform Pilates. Wir empfehlen allen Lesern, die Informationen in diesem Buch als Unterstützung bei ihrem Streben nach Gesundheit und Wohlbefinden zu verwenden. Dieses Buch soll keine medizinische Beratung und Behandlung ersetzen. Dem Verlag ist es leider nicht gelungen, den Inhaber der Urheberrechte an dem Foto auf Seite 15 ausfindig zu machen, ist aber selbstverständlich bereit, diesen gegebenenfalls nach den Standardtarifen der Branche zu vergüten.

Produktmanagement: Carina Jungchen-Wenzlick
Übersetzung aus dem Schwedischen: Vera Bahlk
Textredaktion: Dietmar Schmitz
Korrektur: SAW Communications, Sabine A. Werner
Satz: Ute Schneider
Umschlaggestaltung: Pascal Mänder

★★★★★

Sind Sie mit diesem Titel zufrieden? Dann würden wir uns über Ihre Weiterempfehlung freuen. Erzählen Sie es im Freundeskreis, berichten Sie Ihrem Buchhändler, oder bewerten Sie bei Onlinekauf. Und wenn Sie Kritik, Korrekturen, Aktualisierungen haben, freuen wir uns über Ihre Nachricht an:
Christian Verlag, Postfach 40 02 09, D-80702 München oder
per E-Mail an lektorat@verlagshaus.de.

Unser komplettes Programm finden Sie unter www.bruckmann-verlag.de

Alle Angaben dieses Werkes wurden von der Autorin sorgfältig recherchiert und auf den neuesten Stand gebracht sowie vom Verlag geprüft. Für die Richtigkeit der Angaben kann jedoch keine Haftung übernommen werden.

Die Deutsche Nationalbibliothek verzeichnet diese Publikation in der Deutschen Nationalbibliografie; detaillierte bibliografische Daten sind im Internet über http://dnb.d-nb.de abrufbar.

Die Originalausgabe mit dem Titel Pilates för styrka, spänst och smidighet © Kristina Modig, Stefan Westman wurde erstmals 2014 im Verlag Norstedts, Sweden veröffentlicht.

ISBN 978-3-7343-0561-0

PILATES

FÜR KRAFT, BEWEGLICHKEIT UND ELASTIZITÄT

KRISTINA MODIG

IN ZUSAMMENARBEIT MIT RIKARD WESTMAN

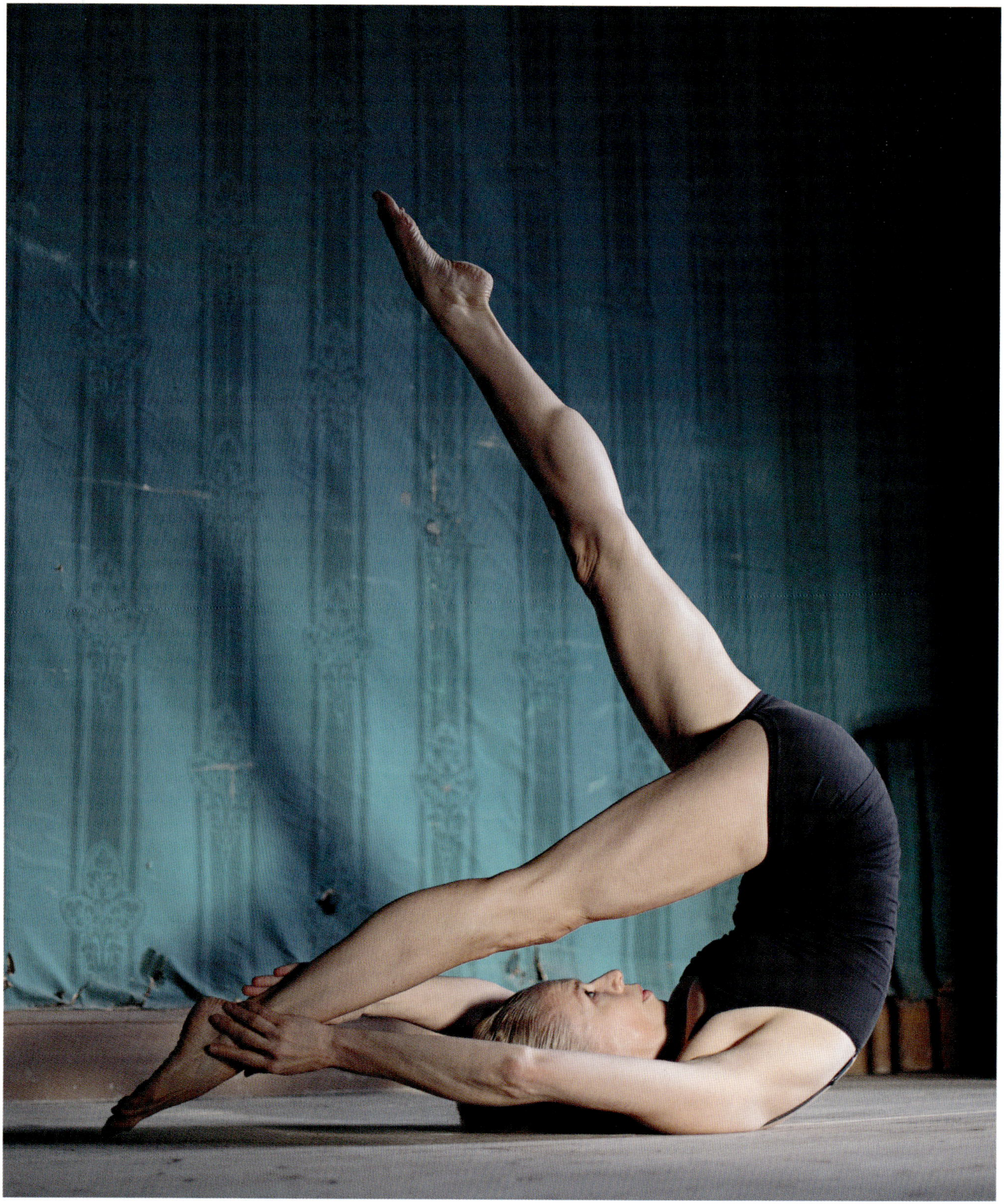

INHALT

VON AUTOPILOT ZU PILATES

Als Kind bewegte ich mich gern. Fast alles, was ich unternahm, hatte irgendwie mit Bewegung zu tun: Tanz, Leichtathletik, Geräteturnen. Ich war in keiner Disziplin besonders gut, aber es machte mir Spaß. Ich war nie die Beste, aber auch nicht die Schlechteste. Nur beim Fußball wurde ich immer als Letzte gewählt …

Mit etwa 20 lag mein sportlicher Schwerpunkt bereits auf dem, was man damals als Workout und Jogging bezeichnete. Ich trainierte viel und dachte dabei vor allem an mein Aussehen. Spürbare Erfolge waren nicht zu verzeichnen. Meine Motivation ließ zu wünschen übrig, und zur Marathonläuferin wurde ich auch nicht.

Das Training führte nicht zu einem festeren Hintern oder sichtbaren Armmuskeln, vielmehr verhedderte ich mich bei den Übungen auf dem Steppbrett regelmäßig in meinen eigenen Gliedmaßen. Richtig in Form kamen immer nur die anderen.

Während eines Austauschjahres in den Vereinigten Staaten hatte ich Zugang zu erstklassigen Trainingsmöglichkeiten. Das *REC Center* der Universität war ein regelrechter Fitness-Palast. Ab jetzt entspannte ich mich jeden Tag beim Training vom Studium. Ich war stolz auf mich.

Die Erhöhung der Trainingsintensität führte dazu, dass mein Körper schnell abbaute, da ich die Ernährung und Ruhephasen nicht angepasst und die Auswirkungen auf die Gesundheit nicht bedacht hatte. Nach einigen Monaten hatte ich, ohne es zu bemerken, deutlich an Gewicht verloren. Ich hatte nicht auf die Signale meines Körpers gehört und bestrafte ihn ohne Grund. Nach meiner Rückkehr erholte ich mich schnell – ich benötigte nur einige Wochen Ruhe dazu.

Von nun an wurde Yoga meine große Leidenschaft. Das Zusammenspiel von Geist und Bewegung war ein völlig neues Erlebnis für mich. Zu dieser Zeit lernte ich auch meinen späteren Ehemann kennen. Da er ständig beruflich unterwegs war, befanden wir uns eine Woche in Wien, die Woche darauf in Paris, um dann einen Monat auf Tournee durch Australien zu reisen. Yoga wurde für mich zur Konstante im Alltag, unabhängig davon, wo wir gerade waren.

In meinem Training folgte ich keinem Plan. Ich probierte Blindyoga in Aspen und

Körperliche Fitness erhält man
weder durch Wunschdenken,
noch kann man sie kaufen.

J. Pilates

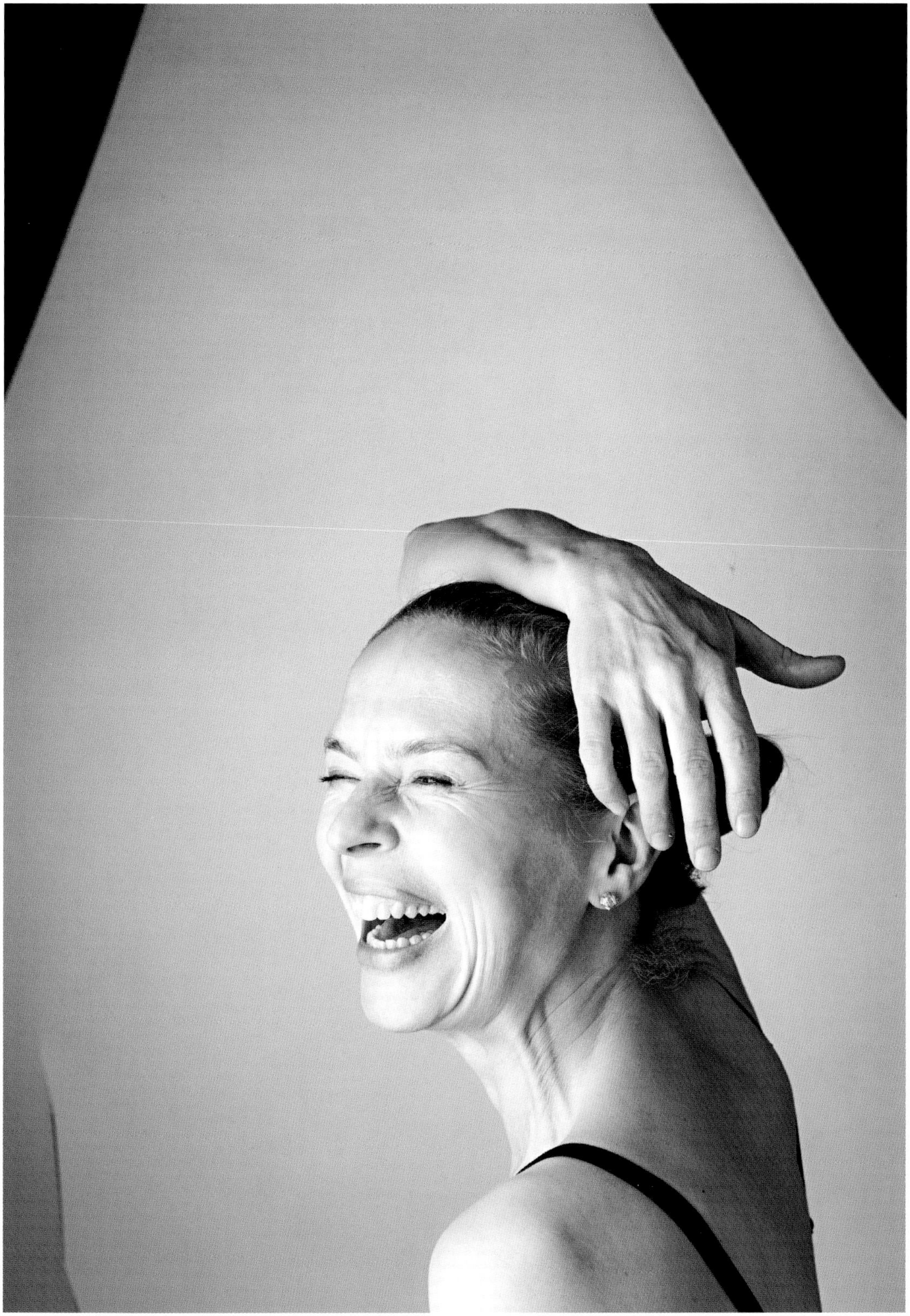

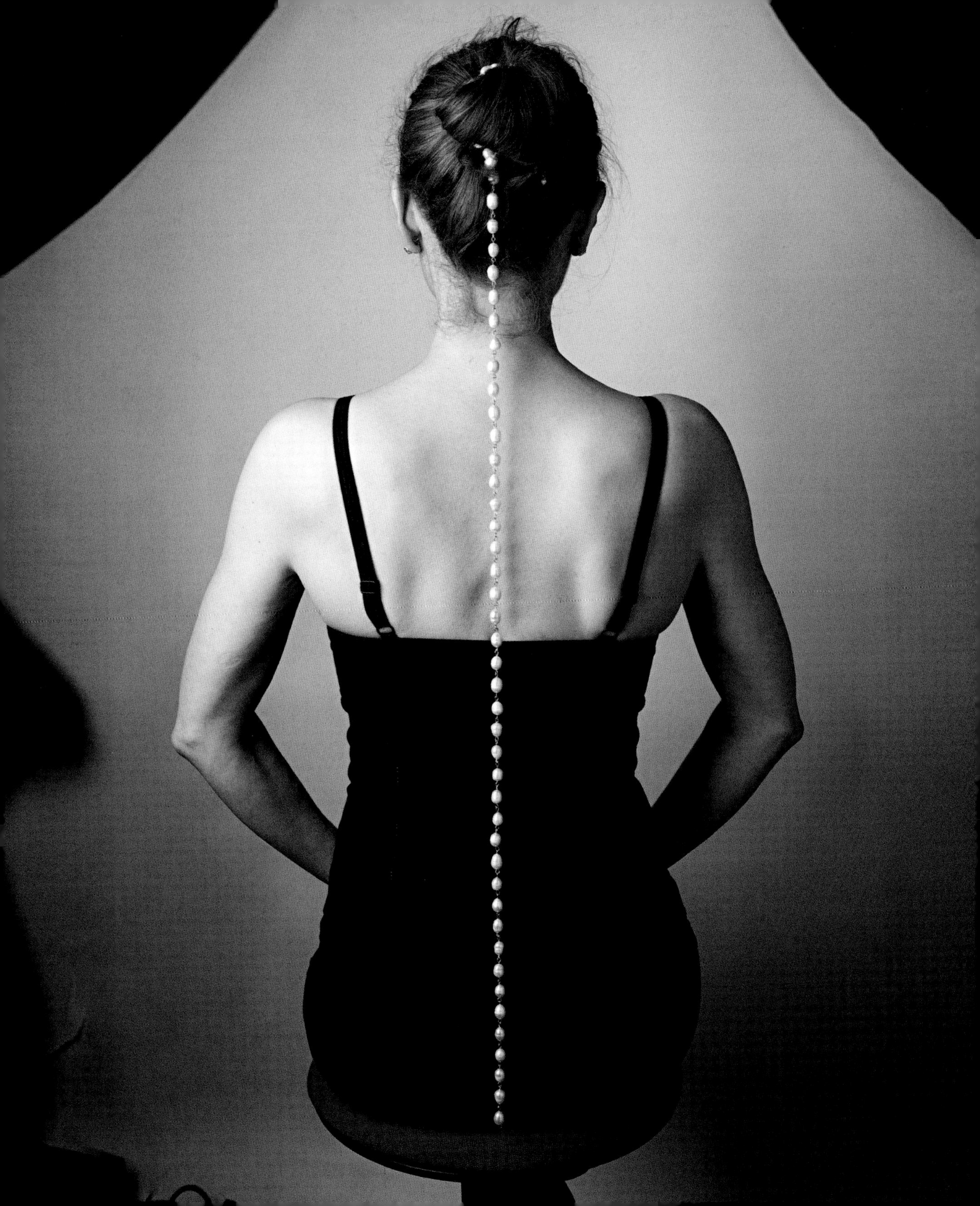

Sexyoga in Amsterdam (das ich allerdings schnell wieder ließ). Bald kam es mir so vor als würde ich alle täuschen. Wie konnte ich einfach so mitmachen, ohne das dahinterstehende Glaubenssystem zu teilen?

Irgendwann Mitte der 1990er-Jahre sah ich in einer Zeitschrift ein Bild von einem Trainingsgerät namens *Cadillac* und wollte mehr darüber erfahren. Ich recherchierte und fand zunächst einige Schwarz-Weiß-Bilder von Joseph Pilates, die auf mich ziemlich abschreckend wirkten. Ich fand heraus, dass es in Stockholm ein Studio gab, in dem seine Methode gelehrt wurde. Wir lebten zu dieser Zeit jedoch in Südschweden auf dem Land, und an einen regelmäßigen Besuch dort war damals nicht zu denken.

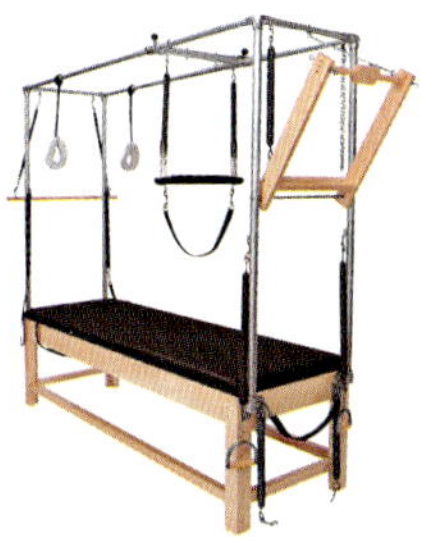

Ein Cadillac *von Gratz.*

Nun begann ich ein eifriges Heimtraining. Ich besorgte mir alle Bücher und Kassetten, die ich finden konnte, und wenn es möglich war, besuchte ich das Fitnessstudio in Stockholm. Diesmal spürte ich fast sofort eine Wirkung, und zum ersten Mal in meinem Leben wurden Ergebnisse meiner Bemühungen sichtbar. Pilates war das, wovon ich immer geträumt hatte – und mehr.

Im Frühjahr 2004 stürzte ich in ein Loch – fast wie Alice im Wunderland, nur dass ich einen Autoreifen unterm Arm trug. Ernsthafte Verletzungen an Hüfte und Nacken waren die Folge. In dieser Zeit begann ich, die Pilates-Methode auf völlig neue Art und Weise zu verstehen. Es ging nicht mehr um einen hübschen Po oder das Ausprobieren neuer Übungen, einfach nur weil es Spaß machte. Nun zeigte sich, was Pilates bewirkte.

Ich entschloss mich dazu, eine Ausbildung zu machen. Bis dahin war ich in meinem Überschwang überzeugt davon, sehr viel über Pilates zu wissen. Tatsächlich entpuppte sich mein Wissen als sehr oberflächlich. Während der Ausbildung lernte ich Form, Struktur und Disziplin und eignete mir ein größeres Verständnis des gesamten Pilates-Systems an. Vor allem besaß ich nun ein Hilfsmittel, mit dem ich an meinen Verletzungen arbeiten konnte, und wurde kräftiger als je zuvor.

Außerdem begann ich, die mentalen Aspekte der Methode besser zu verstehen. Es war wichtig, meinem Körper zu vertrauen und keine Angst zu haben. Heute weiß ich, dass die Pilates-Methode ständig Neues bietet. Man bleibt immer Anfänger.

Pilates wird immer ein wichtiger Teil meines Lebens sein. Dank dieser Methode bin ich heute bereit für neue körperliche Herausforderungen: Klettern, Judo oder Surfen – was auch immer. Ausgenommen vielleicht Fußball.

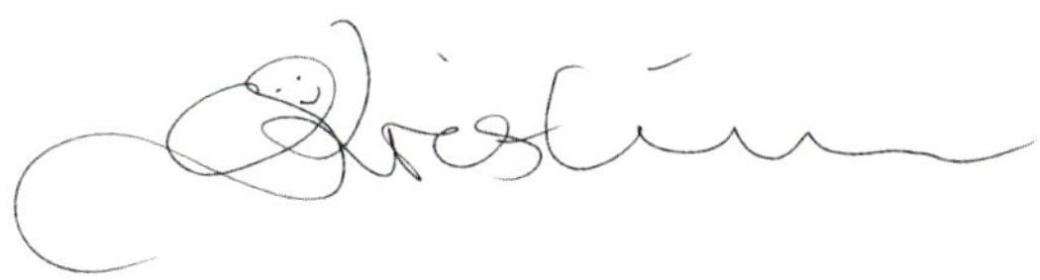

Nach meinem Unfall hatte ich einen Bandscheibenvorfall im Nacken und wahnsinnige Schmerzen. Das Pilates-Training half mir wieder auf die Beine.

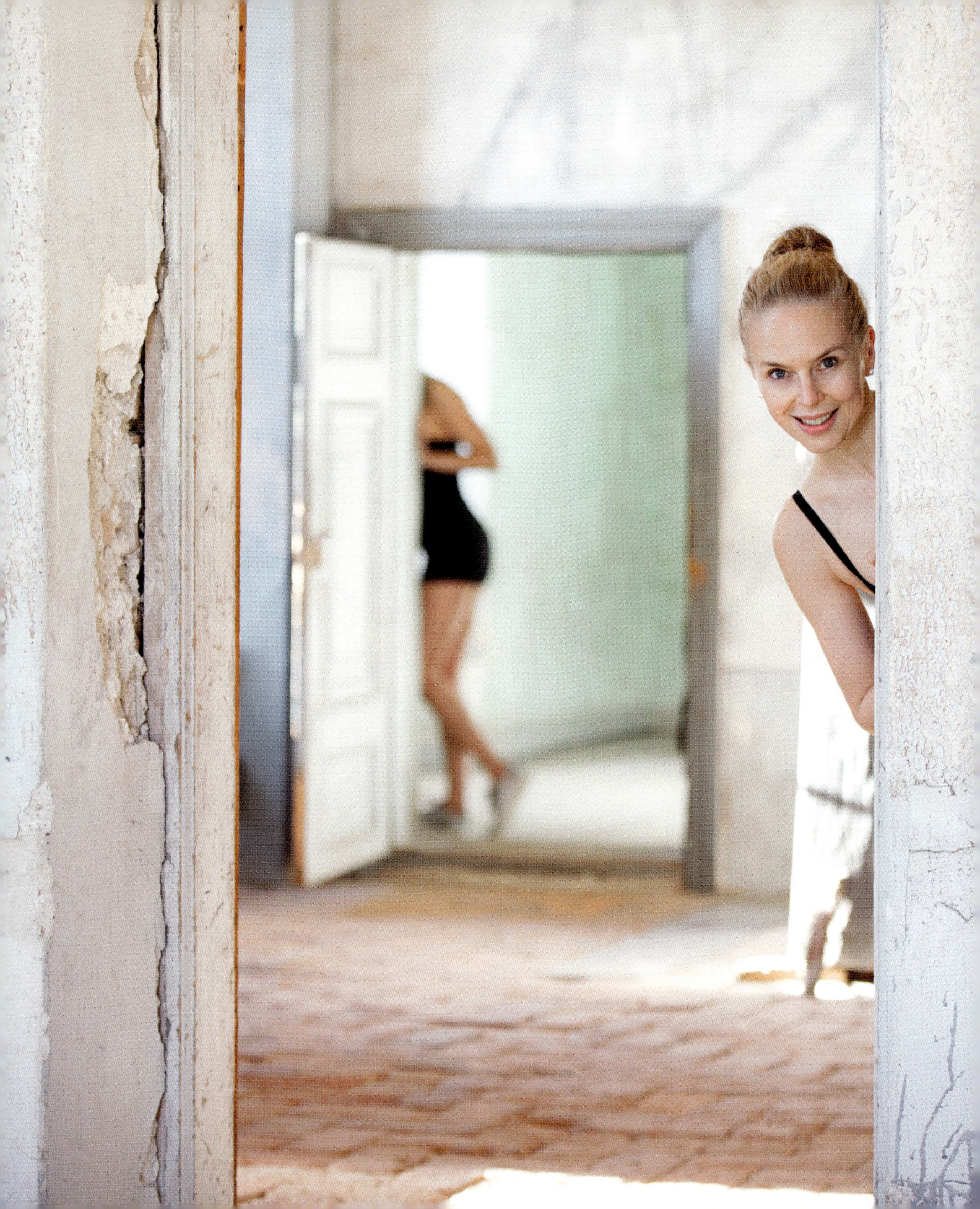

SPASS IST WICHTIG!

Dieses Buch vermittelt den Grundgedanken des Trainings und der Wahrnehmung des eigenen Körpers. Ausgangspunkt dabei sind die Pilates-Methode und auch die -Philosophie.

Wichtig ist, überhaupt mit dem Training zu beginnen und möglichst jeden Tag etwas zu tun. Das Schlüsselwort dabei ist Einfachheit, deshalb kann man bei jedem Lesen etwas entdecken. Schlagen Sie das Buch irgendwo auf, lesen Sie und schauen Sie sich die Bilder an. Spaß ist wichtig!

Das Buch enthält ein vollständiges Pilates-Programm, das man zu Hause und ganz ohne vorherige Erfahrung ausführen kann.

Ich beschreibe, was bei mir und bei denjenigen funktioniert, die ich trainiere. Ich hoffe, auch Sie finden hier Tipps, die für Sie nützlich sind.

DAS WICHTIGSTE

- Wenn man nur ein wenig umdenkt, verwandeln sich viele Alltagstätigkeiten in Training.
- Das Training und viele andere Dinge im Leben gelingen besser, wenn man sie konzentriert und sorgfältig ausführt.
- Betrachten Sie Ihren Körper nicht als etwas, das Sie mit sich herumschleppen und in Schach halten müssen. Ihr Körper, das sind Sie. In den meisten Fällen funktioniert er gut, obwohl wir nicht immer besonders nett zu ihm sind.
- Vertrauen Sie Ihrem Körper. Wenn etwas sich gut anfühlt, machen Sie weiter, ist es unangenehm, lassen Sie es. Geben Sie nicht auf, sondern probieren Sie einfach etwas anderes.
- Lassen Sie niemanden über sich bestimmen.
- Quälen Sie sich nicht. Das Training soll Spaß machen!

Behandeln Sie Ihren Körper wie einen Freund, denn er wird immer ein Teil von Ihnen sein.

IST PILATES DIE BESTE TRAININGSFORM?

Ja, natürlich!

Welche andere Trainingsform bietet sonst ein so breites Anwendungsgebiet wie diese: Rehabilitation nach Verletzungen, sanftes Anfängertraining und maßgeschneidertes Training für Leistungssportler und Tänzer?

Pilates ist ein einzigartiges System, das bereits seit fast 100 Jahren existiert und heute beliebter denn je ist. Es stärkt den Körper von innen heraus, ist schonend und effektiv. Der Geist wird ebenfalls gestärkt und das Gleichgewicht zwischen Körper und Seele verbessert.

Pilates vermittelt dem Ausübenden neue Erkenntnisse über seinen Körper, die sowohl bei anderen Trainingsformen als auch im Alltag von Nutzen sind. Allerdings treibt Pilates den Puls nicht hoch und sollte daher durch ein Konditionstraining ergänzt werden.

DIE VORTEILE VON PILATES

- Aktiviert Körper und Geist.
- Wird mit dem ganzen Körper ausgeführt.
- Sowohl für Anfänger als auch für Fortgeschrittene geeignet.
- Baut starke, geschmeidige statt große, massige Muskeln auf.
- Trainiert *Center/Core*, d. h. Rücken/Haltung, beugt Rückenproblemen vor.
- Senkt das Verletzungsrisiko bei anderen Aktivitäten.
- Liefert Energie – nach dem Training fühlt man sich munter.
- Trainiert Koordination, Gleichgewicht, Fokus und Konzentration.
- Erfordert keine umfassende Ausrüstung.

Die beste Trainingsform ist die,
an der man so viel Spaß hat,
dass man tatsächlich trainiert.

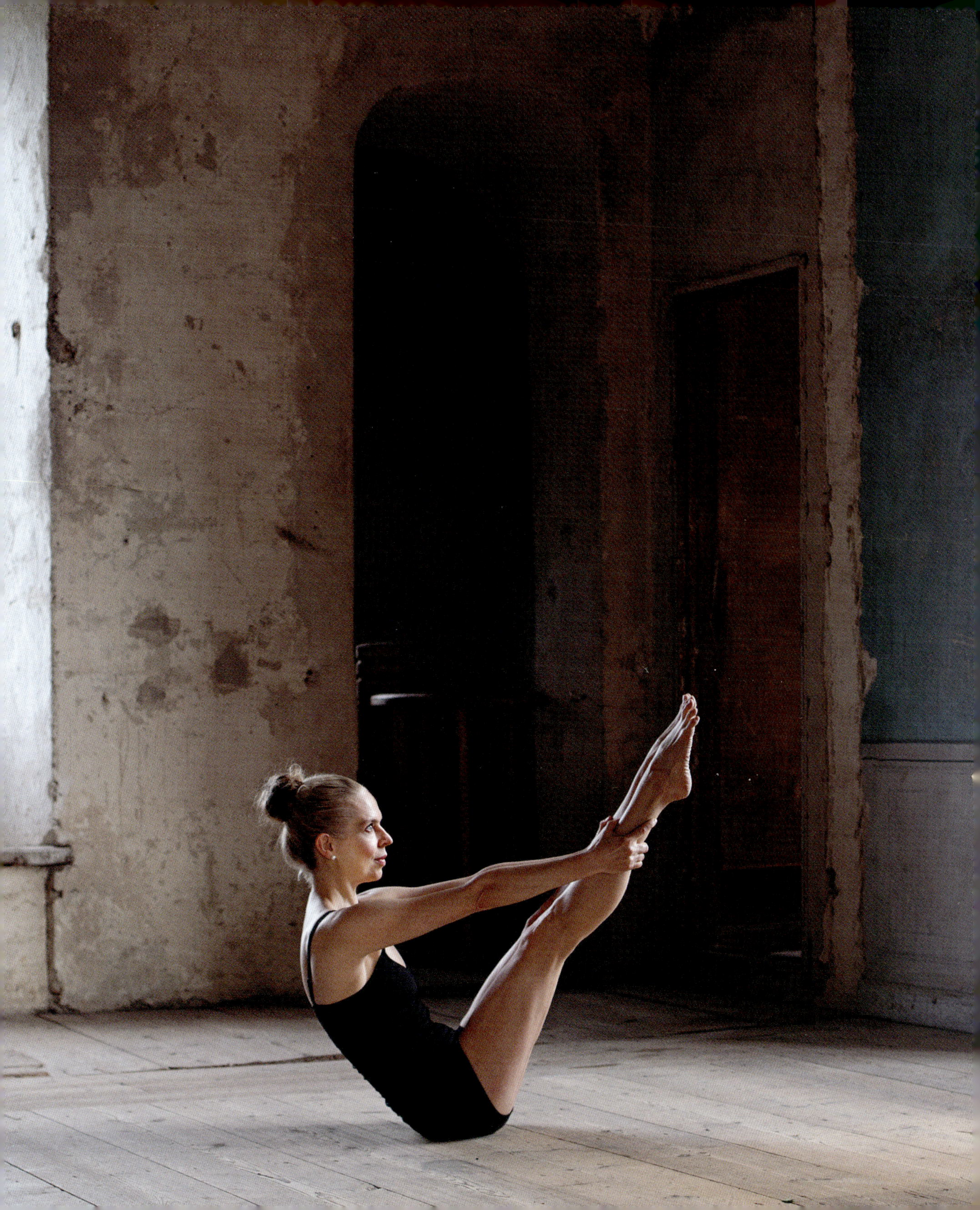

DER MANN, DER MYTHOS, DIE CONTROLOGY

Joseph Pilates (1883–1967) entwickelte seine spezielle Trainingsmethode vor über hundert Jahren und stellte ihre Effektivität selbst unter Beweis. Noch im Alter von über 80 Jahren unterrichtete er in Badehose – und sah darin gut aus.

Um die Entstehung seiner fantastischen Methode ranken sich Mythen, doch so viel scheint sicher: Während seiner Kindheit in Deutschland war Pilates oft krank und begann daher früh damit, seine körperliche Gesundheit zu stärken. Bereits als Jugendlicher schuf er die Grundlagen für seine eigene Methode, wahrscheinlich inspiriert von Krafttraining, Yoga, verschiedenen Kampfsportarten und den Bewegungsmustern der Tiere.

Nach 1910 zog Pilates nach England, wo er als Boxer, Zirkuskünstler und Selbstverteidigungstrainer arbeitete. Während des Ersten Weltkrieges wurde er interniert und trainierte im Lager andere Gefangene nach seiner Methode. Er half sogar bettlägerigen Patienten, indem er die Federkerne der Krankenhausmatratzen verwendete.

Wir gehen zu früh in Rente und sterben zu jung. Mit 70 Jahren sollten wir auf dem Höhepunkt des Lebens sein und nicht altern, bevor wir fast 100 Jahre sind.

J. Pilates

Der Ruf seiner Methode verbreitete sich rasch. Nach kurzer Tätigkeit als Sportausbilder beim deutschen Militär wanderte er 1926 nach New York aus. Auf der Überfahrt lernte er seine spätere Frau Clara kennen. Gemeinsam eröffneten sie ein Studio, in dem er bis in die 1960er-Jahre praktizierte.

DIE METHODE

Joseph Pilates nannte seine Methode selbst zunächst „The Art of Contrology“ und beschrieb sie in zwei Büchern: „Your Health“ (1934) und „Return to Life Through Contrology“ (1945). Er erfand Trainingsgeräte, von denen viele noch heute verwendet werden (wie das hier gezeigte). Er betonte wie wichtig es sei, Körper und Geist in Form zu halten, um den Anforderungen des Alltags mit Freude zu begegnen.

Contrology – Pilates – in Kürze:

- Gleichgewicht von Körper und Geist
- Kraft kombiniert mit Beweglichkeit
- Effektive Atmung
- Natürliche Beweglichkeit der ganzen Wirbelsäule
- Keine Überentwicklung der großen Muskeln auf Kosten der kleinen
- Das Training soll vitalisieren und nicht ermüden.

Pilates forderte dazu auf, die natürlichen Bewegungen von Tieren und Kindern zu beobachten. Diese sind frei, ausbalanciert und laufen ohne Unterbrechungen ab, anders als bei vielen Erwachsenen. Er beschrieb das Prinzip von *Contrology* auch eher als Lebensweise denn als Wunderkur, denn man braucht Ausdauer. Neben dem Training sei eine gesunde Ernährung, Entspannung und ausreichend Schlaf erforderlich. Sonnenschein, frische Luft und Trockenbürstenmassage seine empfehlenswert.

Pilates strebte eine große Verbreitung seiner Methode in der Bevölkerung an.

AUF DER MATTE UND MIT GERÄTEN

In „Your Health" beschreibt Pilates ein Trainingsprogramm auf der Matte mit insgesamt 34 Übungen, die der Reihenfolge nach, ohne Unterbrechung, ausgeführt werden sollen. Dieses Programm wird auch heute noch angewendet. Darüber hinaus gibt es viele Übungen, die auf den von Pilates entwickelten Geräten – vor allem *Cadillac*, *Reformer*, *Chair* und *Barrels* – absolviert werden.

Im Laufe der Zeit hat sich die Methode in verschiedene Richtungen entwickelt, und Pilates ist heute weltweit verbreitet.

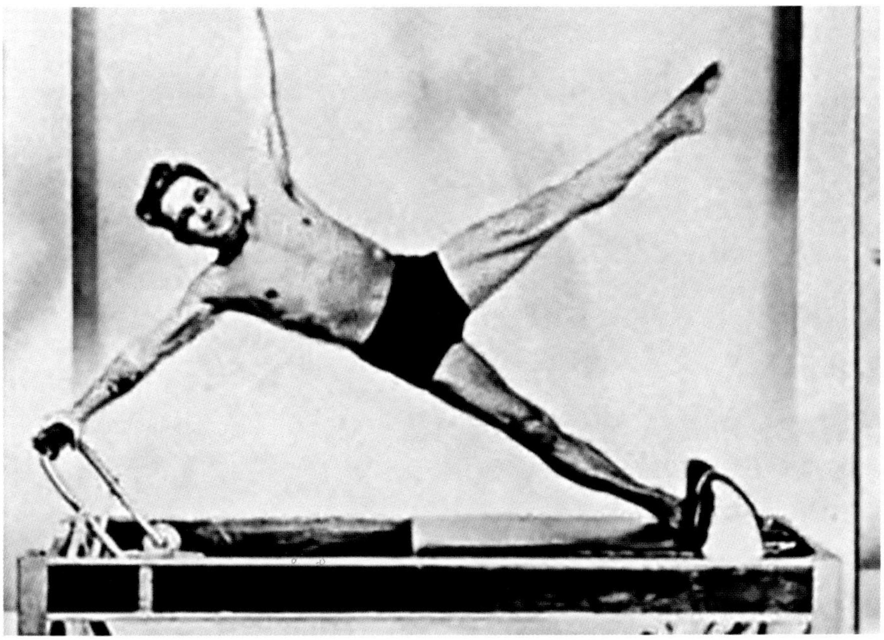

Körperkontrolle in der Praxis. Joseph Pilates führt im Alter von 54 Jahren die Übung Star *auf dem Gerät* Reformer *vor und demonstriert damit alle Pilates-Prinzipien (siehe Seite 54). Der Teil des Gerätes, auf dem er seinen Fuß abstützt, ist horizontal beweglich.*

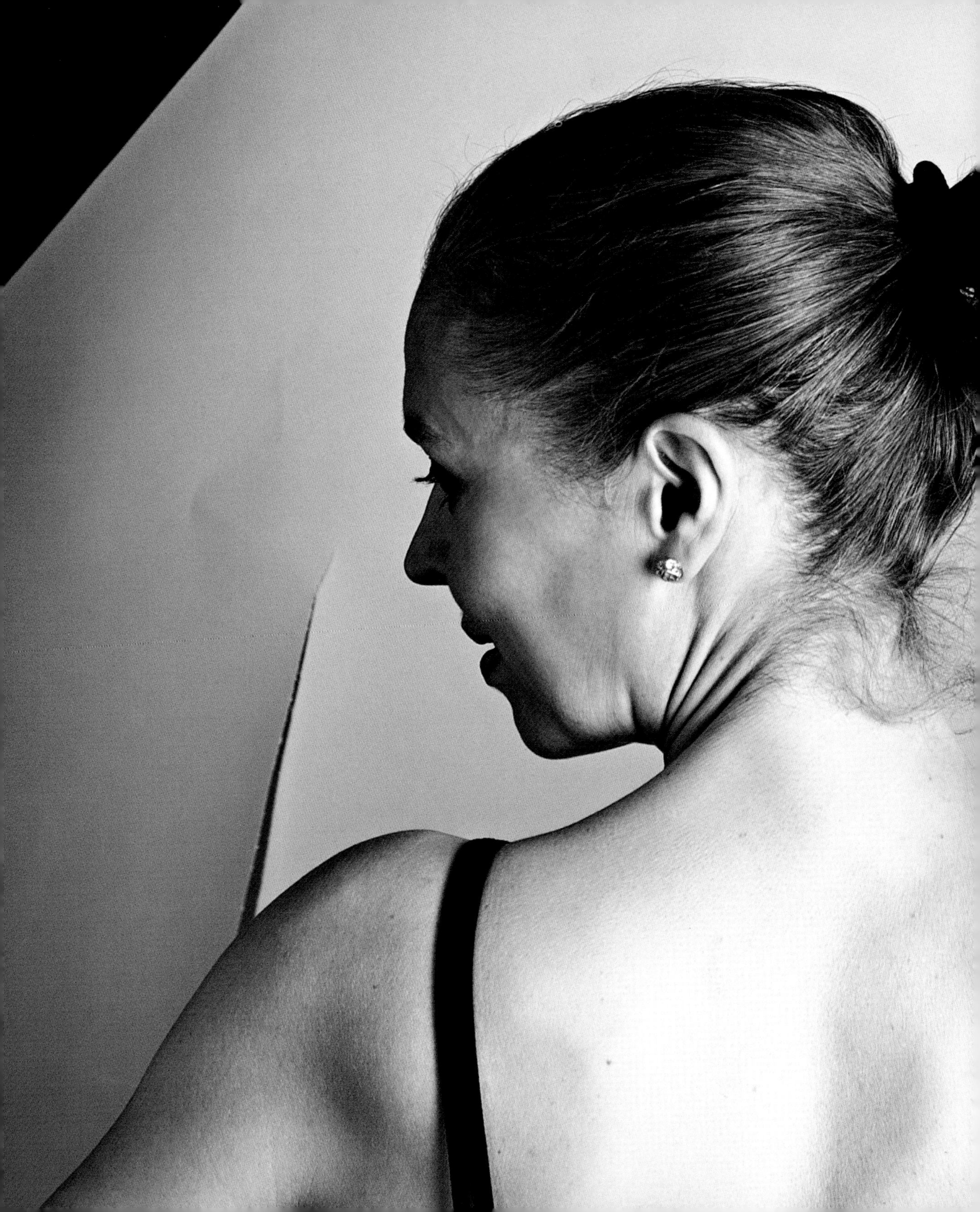

JEDEN TAG TRAINIEREN

Training erfordert weder besondere Kleidung noch spezielle Zeiten und Orte. Man kann sein Training vielfältig in den Alltag einbinden, ohne großen Zeitaufwand. Es geht nur darum, sich neue Gewohnheiten zuzulegen und eine neue Sichtweise auf sich selbst und seinen Körper zu entwickeln.

In diesem Kapitel geht es um Sport und Training allgemein, darum, was ich für wichtig halte, sowie um verschiedene Ideen, die Ihnen helfen können, in Form zu kommen. Dazu gehören einige Übungen, die zwar nichts mit Pilates im strengen Sinne zu tun haben, aber von der Methode inspiriert sind und in dieselbe Richtung führen.

Vor allem möchte ich Sie zu regelmäßiger Übung motivieren, und sei es nur, dass Sie beim Warten auf den Bus auf einem Bein stehen.

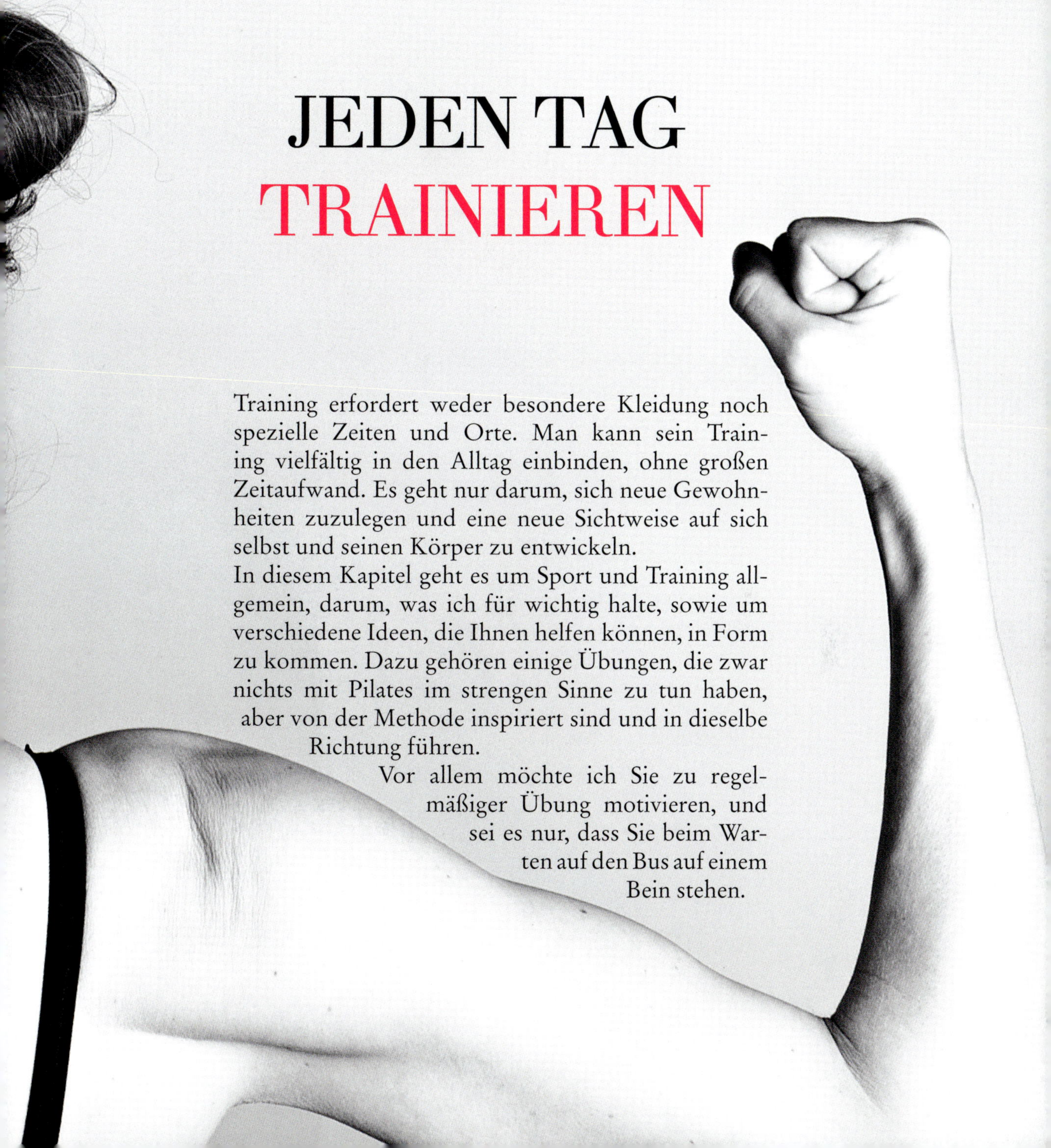

HALTUNG – STABIL UND DOCH BEWEGLICH

Unsere Körperhaltung wird durch unsere Gene und die Psyche beeinflusst. Eine gute Haltung bedeutet, dass unser Körpergewicht den Organismus kaum belastet. Idealerweise ist die Körperhaltung in Balance – wir sind dann aktiv, aber nicht angespannt. So wird die unnötige Belastung von Muskeln, Gelenken und Bändern vermieden und zudem die Atmung verbessert.

Eine gute Haltung bedeutet nicht, dass wir den Körper in einer bestimmten Position fixieren. Stellen Sie sich vor, Ihr Körper sei wie ein Stapel sorgfältig aufeinendergesetzter Bauklötzchen: Er ruht stabil in sich selbst und muss nicht durch Muskelkraft in Position gehalten werden. Zugleich ist Ihr Körper in sanfter Bewegung.

So können Sie Ihre Haltung verbessern:

SOFORT

Den Blick heben
Beim Gehen und Stehen heben Sie den Blick zum Horizont, statt auf den Boden zu blicken.

Wenn der Blick angehoben wird, kommt der Kopf in eine ausgewogenere Position, was den Körper entlastet und Ihnen einen offeneren Ausdruck verleiht.

Das Stehen [ist] eine anmutige, leicht schwankende Bewegung, vergleichbar mit dem Wogen eines reifen Weizenfeldes im Wind.
J. Pilates

IN EINER MINUTE

Auf dem ganzen Fuß stehen
Das Gewicht auf die ganze Fußsohle verteilen.

In den Knien federn
Beine gerade halten, aber die Knie nicht ganz durchdrücken.

Nie den Po zusammenkneifen
Stellen Sie sich zwischen Steißbein und den beiden Sitzhöckern einen Fächer vor, den sie nun weiter ausbreiten.

Das Brustbein anheben
Dann sinken auch die Schulterblätter ein wenig herunter.

Breite Schultern
Fühlen Sie sich breit über dem Brustkorb und im Rücken.

Langer Nacken
Der Scheitelpunkt strebt nach oben, und die Halswirbelsäule fühlt sich lang an.

LANGFRISTIG

Das Pilates-Programm
Es stärkt die kleinen Muskeln, die den Körper aufrecht halten.

Übungen fürs Gleichgewicht machen
Siehe Beispiele auf Seite 22.

Nachspüren
Trainieren Sie Ihr Körperbewusstsein. Versuchen Sie jeden Tag zu spüren, wo sich Ihr Körper gerade befindet: die Füße, das Becken der Brustkorb, die Schultern, der Nacken und der Kopf.

Stellen Sie sich vor, dass Sie Ihre Sitzknochen wie einen Fächer ausbreiten. Oder: entspannen Sie Ihren Po.

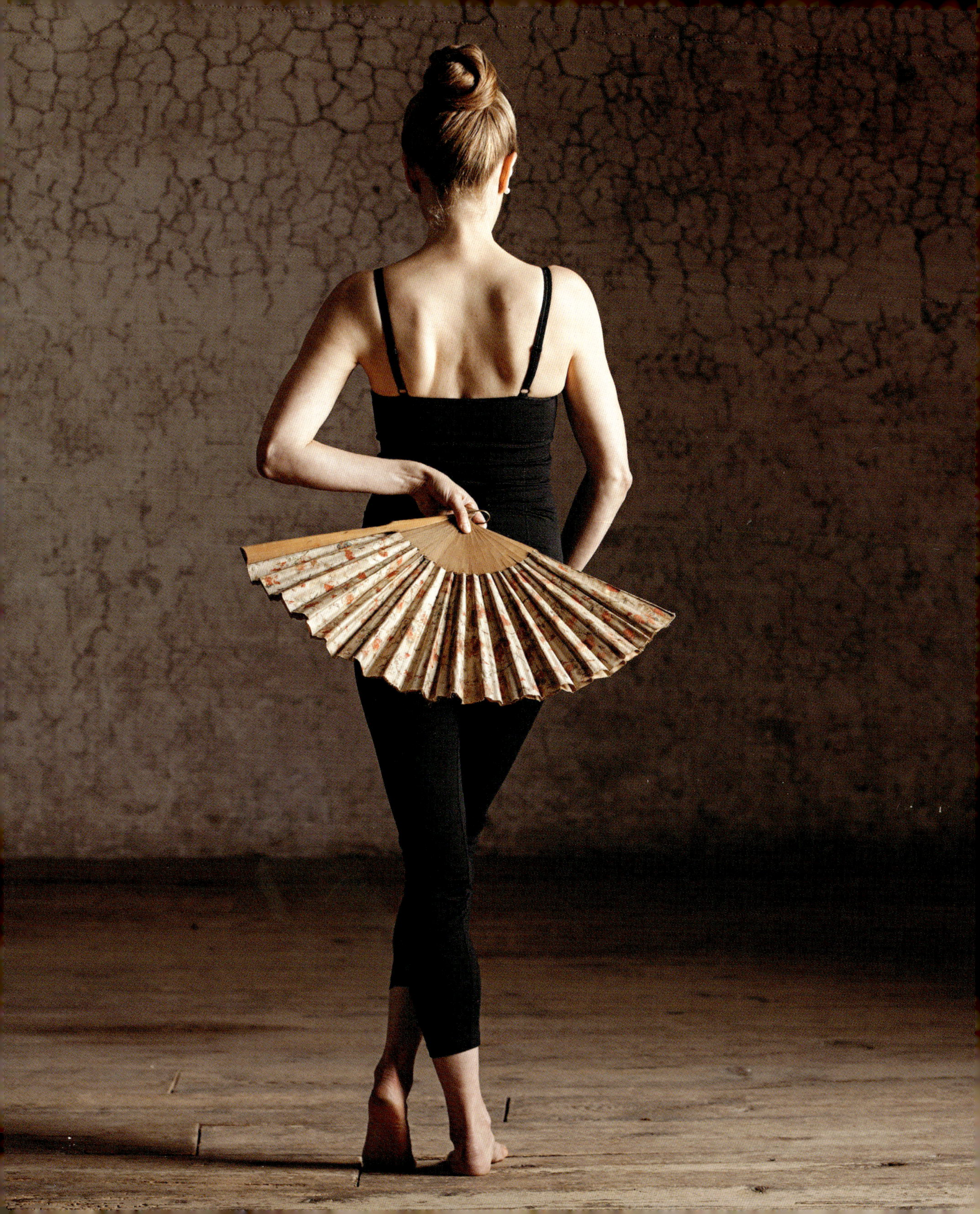

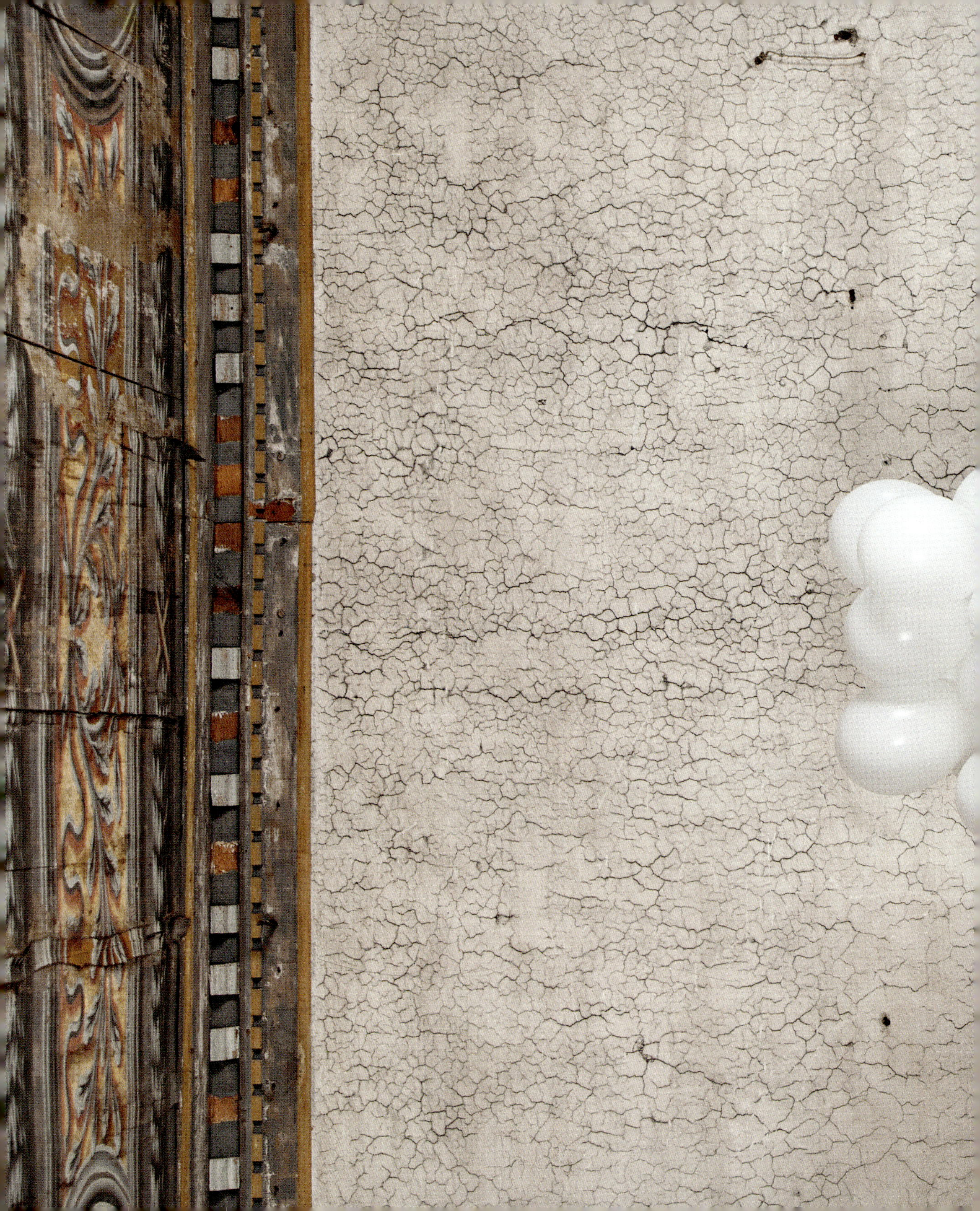

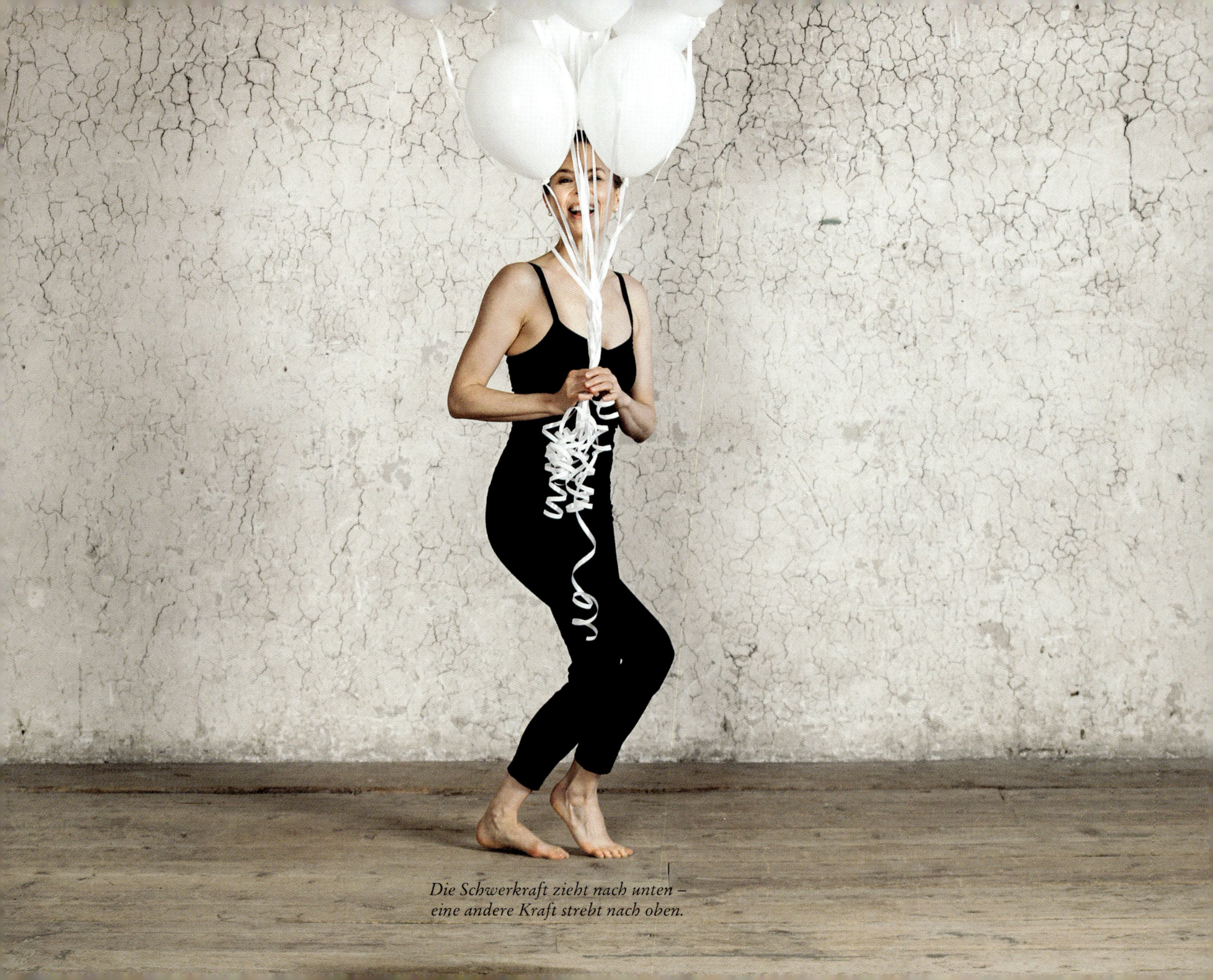

Die Schwerkraft zieht nach unten –
eine andere Kraft strebt nach oben.

GLEICHGEWICHT – FEST AUF BEIDEN FÜSSEN

Ohne Gleichgewicht würden wir buchstäblich umfallen. Es ist also vorhanden, aber mal besser oder schlechter. Besser heißt, dass Sie sich stabil fühlen und nur schwer umzustoßen sind. Ein gutes Gleichgewicht reduziert die Gefahr, dass Sie hinfallen und sich verletzen, sei es beim Reiten, Skifahren oder beim Ausrutschen auf einer vereisten Bordsteinkante. Wussten Sie, dass dreimal mehr Menschen durch Stürze sterben als im Straßenverkehr?

Dies beeinflusst das Gleichgewicht:

- Gleichgewichtssinn im Ohr und Gesichtssinn melden dem Gehirn einen bevorstehenden Sturz.
- Reflexe, die schnell Signale an den Körper schicken, zu reagieren
- Starke und gesunde Muskeln

Um ein gutes Gleichgewicht zu behalten, müssen Sie es regelmäßig trainieren. So verbessern Sie Ihr Gleichgewicht:

SOFORT

Beim Stehen

Die Füße etwas auseinander, weich in den Knien. Das Gewicht auf die ganze Fußsohle verteilen: großer Zeh – kleiner Zeh – Ferse. Ausatmen.

Beim Gehen

Versuchen Sie, stets den Untergrund durch Ihre Fußsohlen zu spüren und bewusst wahrzunehmen. Das macht Sie aufmerksam.

IN FÜNF MINUTEN

Gleichgewicht in der Ecke

Stellen Sie sich in eine Ecke, ohne die Wände zu berühren. Einen Fuß vor den anderen stellen, wie ein Seiltänzer. (Siehe Bild rechts.) Die Augen schließen. Merken Sie, wie schwierig es ist, still zu stehen? Versuchen Sie, die Innenseite der Oberschenkel, den Beckenboden und die Bauchmuskeln anzuspannen. Stehen Sie fester? Übung öfter wiederholen.

LANGFRISTIG

Das Pilates-Programm

Das Gleichgewicht trainieren. Den Schwierigkeitsgrad nach und nach erhöhen. Eine gute Gleichgewichtsübung gibt das Gefühl, fallen zu können. Achtung! Kein Risiko eingehen.

Übung: Auf einem Bein stehen. Zu einfach? Die Augen schließen. Noch immer zu einfach? Auf die Zehen stellen.

Wenn Ihre Wirbelsäule mit 30 unbeweglich und steif ist, sind Sie alt. Wenn sie mit 60 vollkommen beweglich ist, sind Sie jung.

J. Pilates

Das Balancieren in einer Ecke ist eine einfache und sichere Übung zum Trainieren des Gleichgewichts.

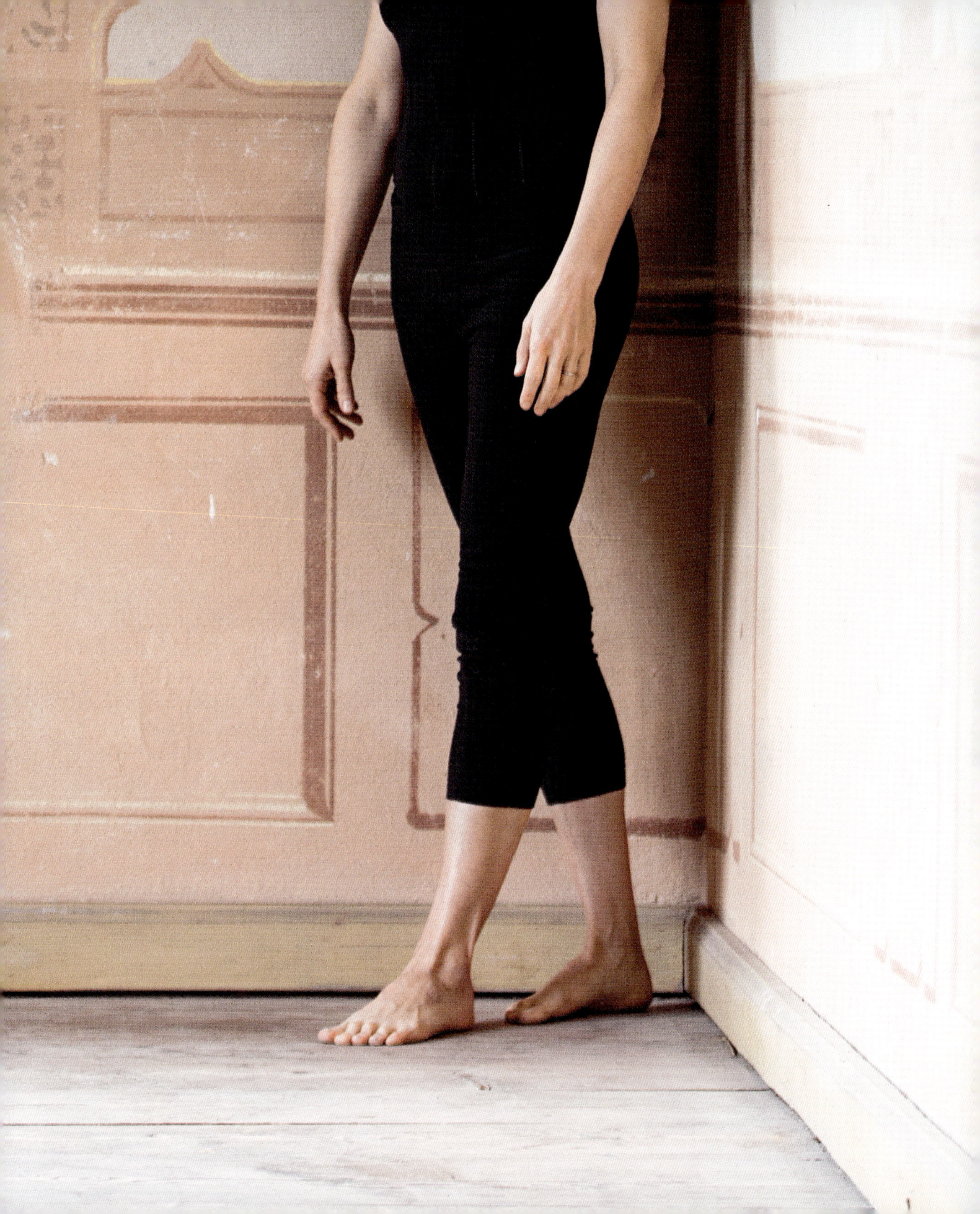

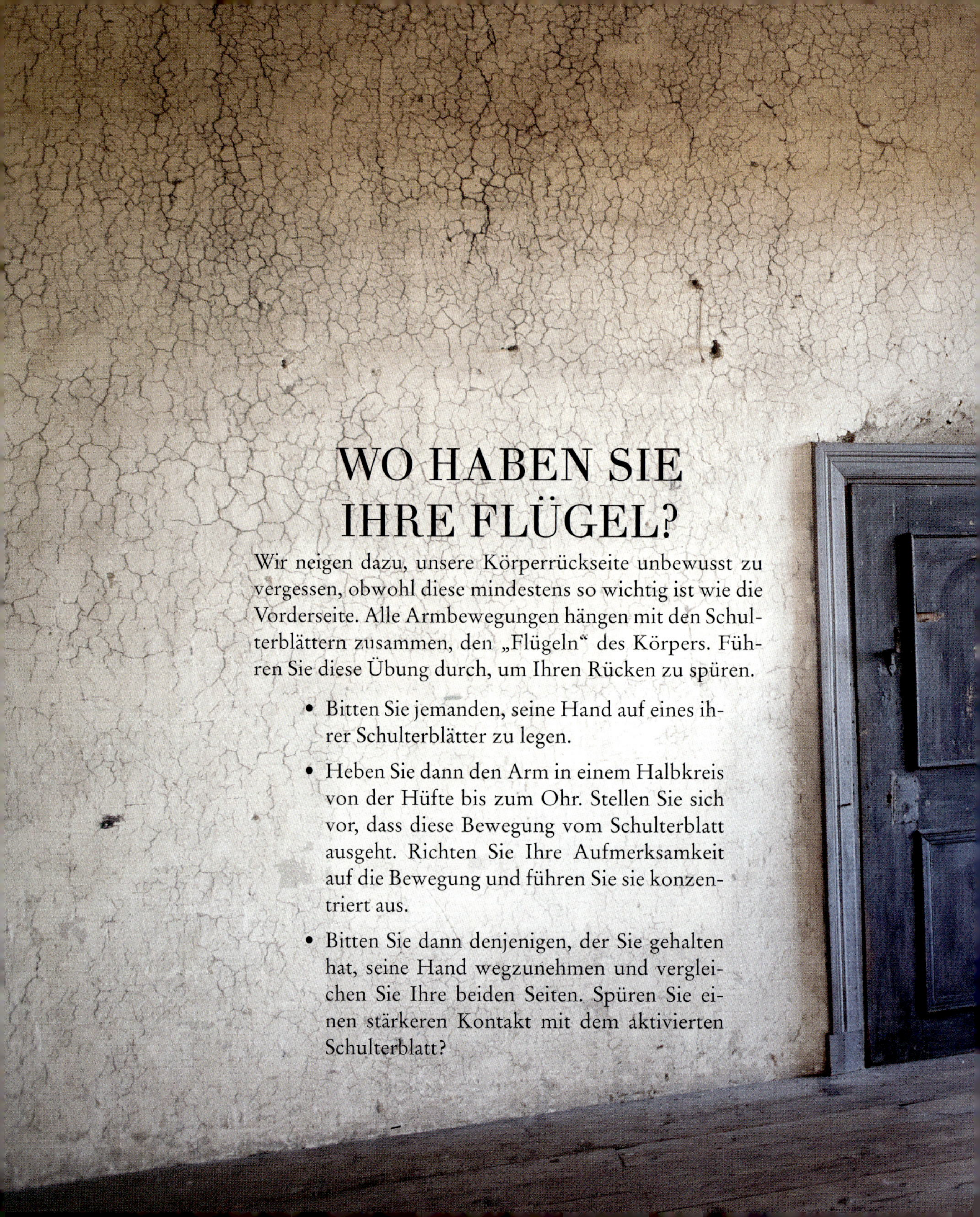

WO HABEN SIE IHRE FLÜGEL?

Wir neigen dazu, unsere Körperrückseite unbewusst zu vergessen, obwohl diese mindestens so wichtig ist wie die Vorderseite. Alle Armbewegungen hängen mit den Schulterblättern zusammen, den „Flügeln" des Körpers. Führen Sie diese Übung durch, um Ihren Rücken zu spüren.

- Bitten Sie jemanden, seine Hand auf eines ihrer Schulterblätter zu legen.
- Heben Sie dann den Arm in einem Halbkreis von der Hüfte bis zum Ohr. Stellen Sie sich vor, dass diese Bewegung vom Schulterblatt ausgeht. Richten Sie Ihre Aufmerksamkeit auf die Bewegung und führen Sie sie konzentriert aus.
- Bitten Sie dann denjenigen, der Sie gehalten hat, seine Hand wegzunehmen und vergleichen Sie Ihre beiden Seiten. Spüren Sie einen stärkeren Kontakt mit dem aktivierten Schulterblatt?

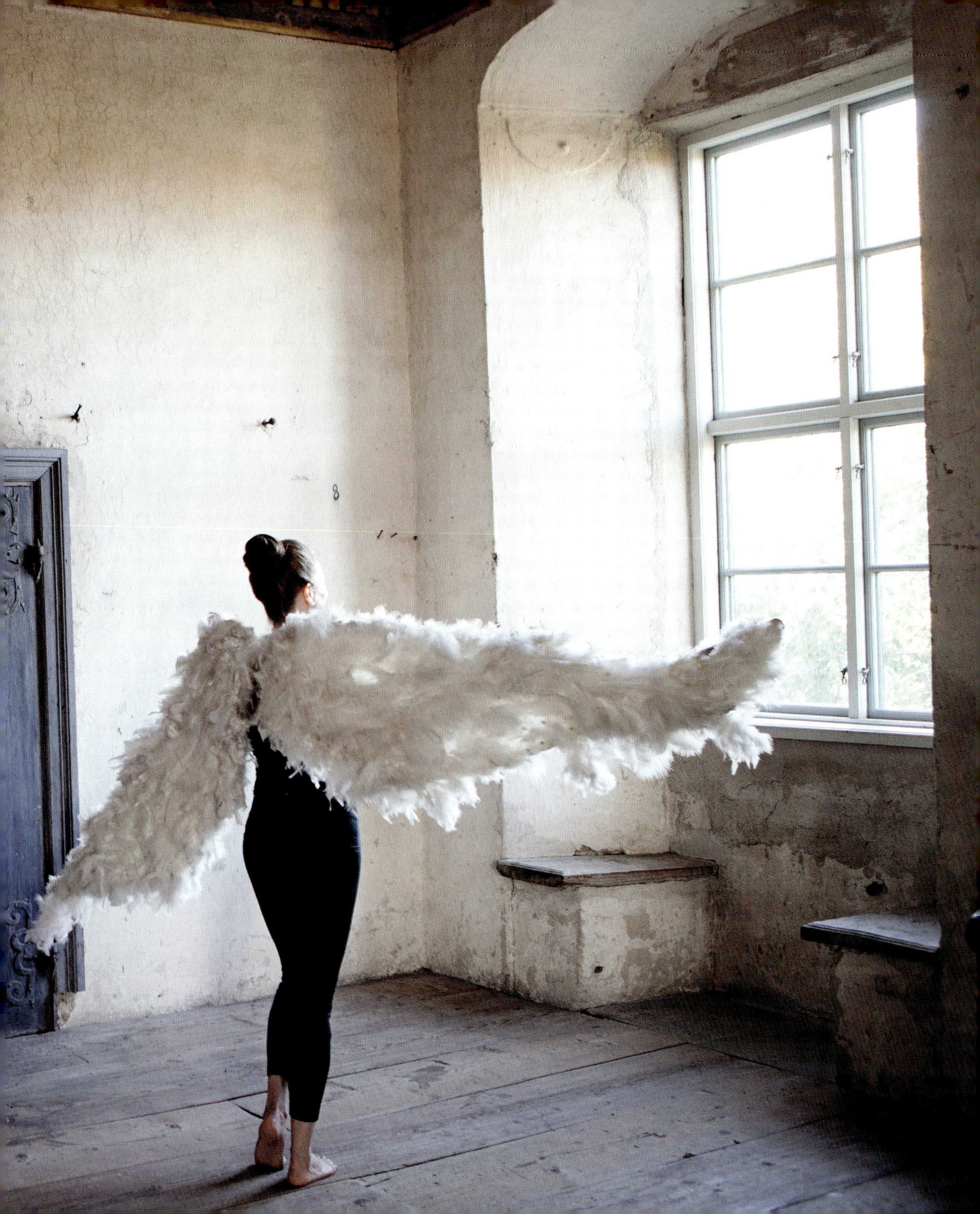

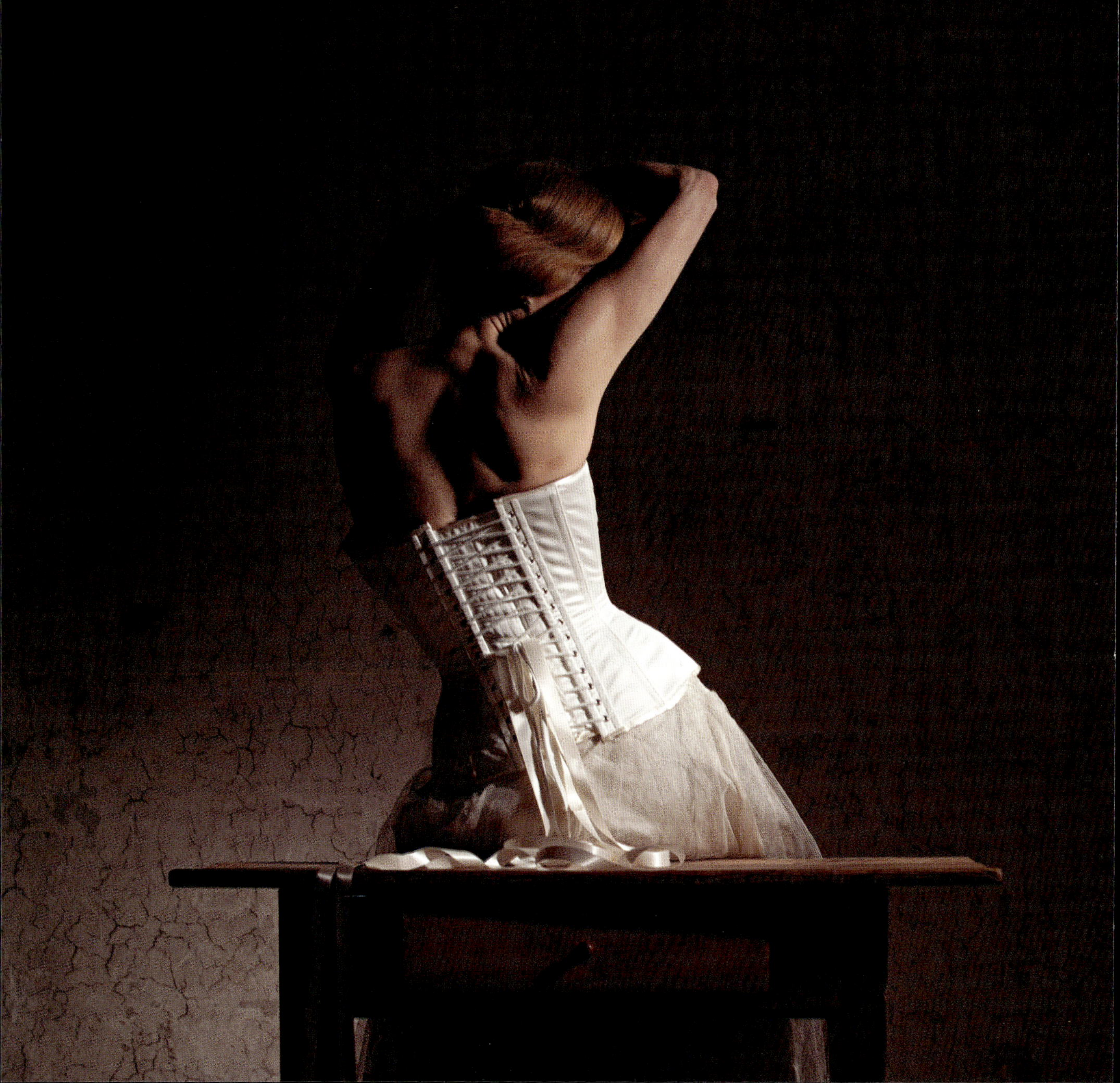

DAS ZENTRUM – KRAFT AUS DER MITTE

Pilates dreht sich um das Körperzentrum, auf Englisch *Powerhouse*. Bei anderen Trainingsformen spricht man von *Core*. Darunter verstehen wir die Muskeln in der Körpermitte, die die Wirbelsäule und das Becken stabilisieren. Das Körperzentrum hält Sie beim Sitzen und Stehen aufrecht. Ein starkes Körperzentrum verhindert auch Rückenschmerzen.

Beim Pilates versuchen wir immer, das Körperzentrum aktiv zu halten. Stellen Sie es sich als Korsett wie auf nebenstehendem Bild vor. Es hält Ihren Körper in der Mitte stabil und den Brustkorb weit von der Hüfte entfernt. Dieses Gefühl sollte Ihr inneres Körperzentrum vermitteln.

Um das Körperzentrum zu trainieren, müssen große und kleine Muskeln zusammenwirken. Wenn Sie den Körper anstrengen, arbeiten meist die großen Muskeln. Deshalb erfordert ein Training des Körperzentrums eher Konzentration und Kontakt mit Ihrem Körper als Kraft.

Gute Übungen für das Körperzentrum sind oft mit dem Halten des Gleichgewichts oder zugleich einer Rotation verbunden. Alternativ wird ein Teil des Körpers stabil gehalten, während ein anderer sich bewegt. Die Herausforderung kann auch darin liegen, der Schwerkraft zu trotzen, wie beim Unterarmstütz. Das ist wirklich Pilates in Reinkultur.

Durch die Entwicklung der kleinen Muskeln werden auch die großen Muskeln gestärkt. Wenn also alle Ihre Muskeln gut entwickelt sind, können Sie jede Arbeit mit minimaler Anstrengung und maximaler Befriedigung ausführen.

J. Pilates

Das Körperzentrum besteht zu großen Teilen aus sehr kleinen Muskeln – wie die Schnürungen eines Korsetts.

Der Bizeps der Arme wird im Alltag oft trainiert, wenn Sie Dinge hochheben und tragen. Der Trizeps hingegen benötigt Stärkung. Die klassische Trizeps-Übung Dips *– siehe Training in der Küche Seite 113 – stärkt auch den Rücken.*

MUSKELMASSE

Mit Pilates kommt man weit, aber zwei Dinge sollte man zusätzlich trainieren: Kondition (siehe im folgenden Abschnitt) und, noch etwas intensiver, die großen Muskelgruppen. Hier geht es nicht um Bodybuilding, sondern darum, die Muskeln zu erhalten, die Sie haben, denn nach dem 30. Lebensjahr nimmt deren Masse ab, wenn man nichts dagegen tut.

Eine größere Muskelmasse bietet viele gesundheitliche Vorteile. Muskeln halten den Körper besser aufrecht und sorgen für eine stärkere Verbrennung. Hier bietet sich die Möglichkeit, das Altern zu bremsen, und Sie bekommen einen schöneren Po.

Am besten ist es, zugleich schwer und explosiv zu trainieren – wie beim Springen. So verbessert sich auch Ihre Reaktionsschnelligkeit.

Steigen Sie ins Training langsam ein und Bauen Sie Ihre Kraft schrittweise auf. Wenn Sie sich verletzen, können Sie gar nicht trainieren, auch wenn Sie wollen. Die größten Muskeln des Körpers befinden sich in den Oberschenkeln und im Gesäß. Deshalb konzentrieren wir uns zunächst auf diese:

EINFACHES TRAINING FÜR GROSSE MUSKELGRUPPEN

- Gehen Sie mit großen Schritten einen Abhang hoch oder nehmen Sie auf einer Treppe immer zwei Stufen auf einmal.
- Machen Sie Ausfallschritte auf der Stelle.
- Hüpfen Sie mit beiden Füßen gleichzeitig – mit viel Kraft!
- Kombinieren Sie Kondition und Kraft bei einem Tabata-Training (Siehe Seite 32–33).
- Machen Sie Liegestütze (Seite 90) und Kniebeugen (Seite 62).

Versuchen Sie, täglich einige dieser Übungen einzuschieben.

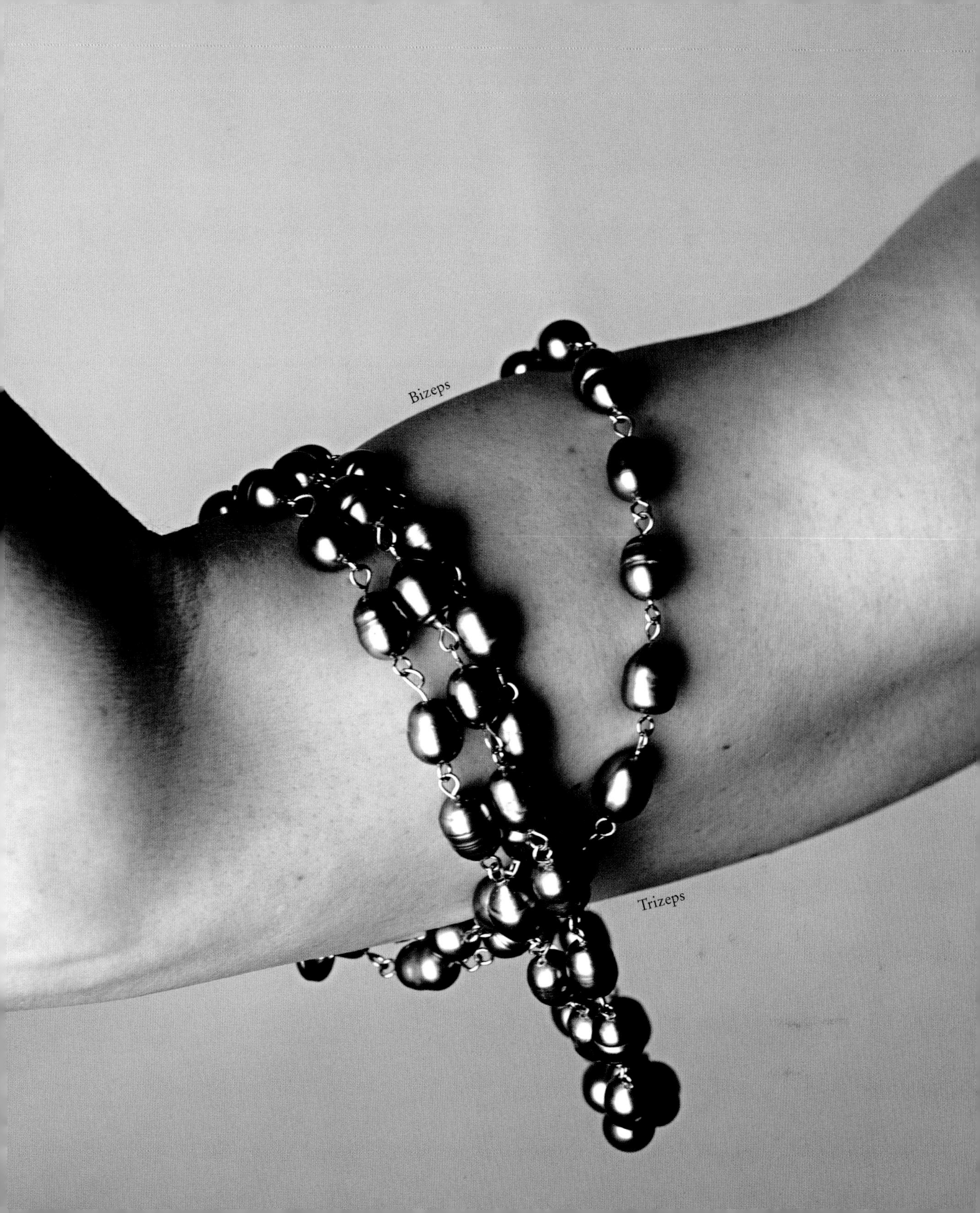
Bizeps
Trizeps

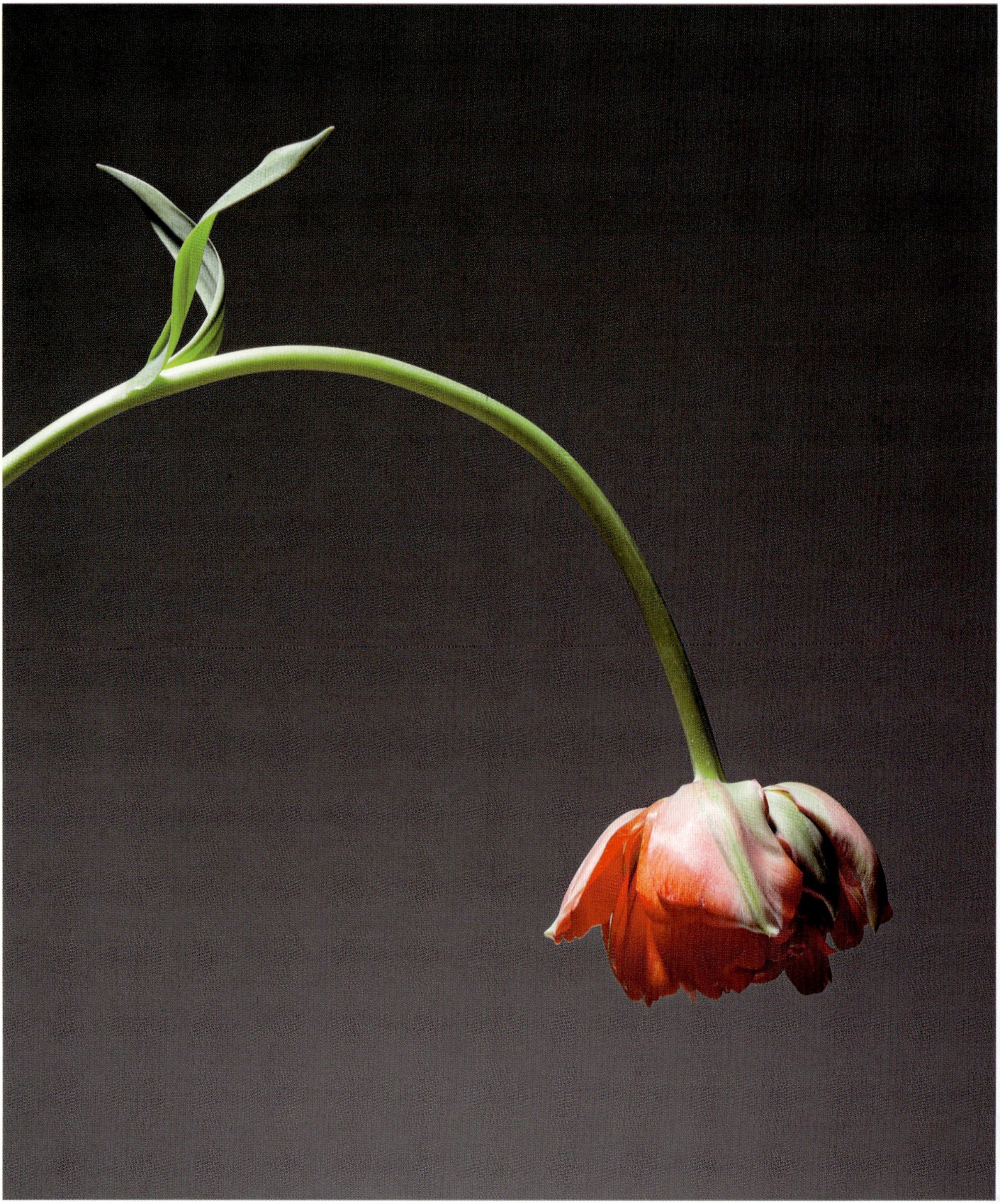

IST MAN FIT, WENN MAN SCHLANK IST?

Vielleicht.

Wir setzen oft Schlankheit mit Fitness gleich, aber so einfach ist das nicht. Es gibt sehr schlanke Menschen, die völlig untrainiert sind, und es gibt Übergewichtige mit einem guten Körperbewusstsein, die stark und beweglich sind.

Es ist nicht einmal sicher, dass Schlanke gesünder sind. Studien belegen, dass das Risiko eines vorzeitigen Todes für schlanke, aber inaktive Menschen doppelt so hoch ist wie für übergewichtige, trainierte Personen.

Viele beginnen mit dem Training, um abzunehmen. Wenn Sie Ihre Ergebnisse aber nur in Kilogramm messen, geht vieles an Ihnen vorbei.

HÖREN SIE IN SICH HINEIN

Konzentrieren Sie sich darauf, stärker und beweglicher zu werden und das Gleichgewicht sowie die Ausführung von Bewegungen zu verbessern.

In dem Maße, wie Sie sich für Ihren Körper interessieren, werden Sie wahrscheinlich auch Ihre Essgewohnheiten umstellen. Wenn Ihre Kraft wächst und Sie sich durch den Sport besser fühlen, wird gesundes Essen nicht nur attraktiver, sondern der Körper wird es auch von Ihnen fordern.

Wenn sich durch das Training zunächst nichts an Ihrem Gewicht ändern sollte, ignorieren Sie das einstweilen. Freuen Sie sich stattdessen, dass Sie Ihren Körper aktiv einsetzen, und genießen Sie das Gefühl, dass Sie ihn beeinflussen können.

Wir sind alle verschieden. Es wird immer jemanden geben, der stärker, schneller, jünger und hübscher ist. Das spielt keine Rolle. Manchmal kommt man weiter, wenn man alle Vergleiche vergisst und sich darauf konzentriert, was man selbst will.

NIMMT MAN MIT PILATES AB?

Pilates ist keine kurzfristige Fettverbrennungsmethode, hat aber andere Effekte:

- Pilates baut Muskeln auf, die ihrerseits die Verbrennung erhöhen.
- Pilates stärkt das Körperzentrum und verbessert die Haltung. Dadurch wirken Sie schlanker.
- Pilates steigert das Körperbewusstsein, sodass Sie leichter spüren, was und wie viel Sie essen müssen.

EINE HERZENSFRAGE

Krafttraining allein reicht nicht. Auch Ihr Herz soll davon profitieren. Ich verwende neben dem Pilates-Training zwei unterschiedliche Methoden:

SPAZIERGÄNGE – LANG UND RUHIG

Ein Spaziergang ist ideal, um den Puls über eine längere Zeit zu erhöhen, was sowohl das Herz als auch den Stoffwechsel trainiert. Außerdem kann man überall spazieren gehen, man braucht dazu weder Vorbereitung noch eine besondere Ausrüstung (siehe auch folgenden Abschnitt).
Wem das nicht reicht, der kann laufen. Man muss sich nicht für das eine oder das andere entscheiden. Ich mache oft eine Art „Geh-Lauf", d. h., ich gehe ein Stück und laufe dann eine Weile – je nachdem, wonach mir gerade ist.

TABATA – VIER MINUTEN VOLLGAS

Hinter Tabata steht die Idee, seinen Puls regelmäßig richtig hochzutreiben, am besten mindestens einmal jeden Tag. Das Argument, dass man keine Zeit für Sport hat, gilt nicht mehr, denn jede Einheit dauert nur vier Minuten.

Tabata heißt, eine Übung 20 Sekunden lang so intensiv wie möglich durchzuführen. Das kann alles Mögliche sein: Hüpfen, Kniebeugen mit Hüpfen, tiefe Ausfallschritte, Liegestütze, Seilspringen oder ein wilder Tanz. Danach folgen 10 Sekunden Pause. Das Ganze wird acht Mal wiederholt, sodass man insgesamt auf vier Minuten kommt.

Der Name dieser Methode geht auf den japanischen Professor Izumi Tabata zurück, der 1996 entdeckte, dass Sportler, die in kurzen, intensiven Intervallen trainierten, ihre Leistung etwa in gleichem Maße verbesserten, wie andere, die lange, traditionelle Trainingseinheiten ausführten.

Tabata ist einfach, macht Spaß und geht schnell – sehr empfehlenswert! Aber lassen Sie es langsam angehen. Wärmen Sie sich vorher auf und planen Sie Ihre 20 Sekunden gut, damit Sie sich nicht verletzen.

!

Mit Tabata trainieren Sie auch Explosivität, Kraft und Spannkraft in den großen Muskelgruppen.

Eine gute Tabata-Übung sind *Jump Squats* (Kniebeugen mit Sprung): In die Knie gehen und mit den Händen den Boden berühren, dann hochhüpfen und die Arme nach oben strecken.

Tabata. Ich führe meist eine Einheit mit dem Schwerpunkt Kraft durch – Liegestütze, tiefe Kniebeuge usw. – und dann eine Einheit mit Tanz und Sprung. Also insgesamt 8 Minuten.

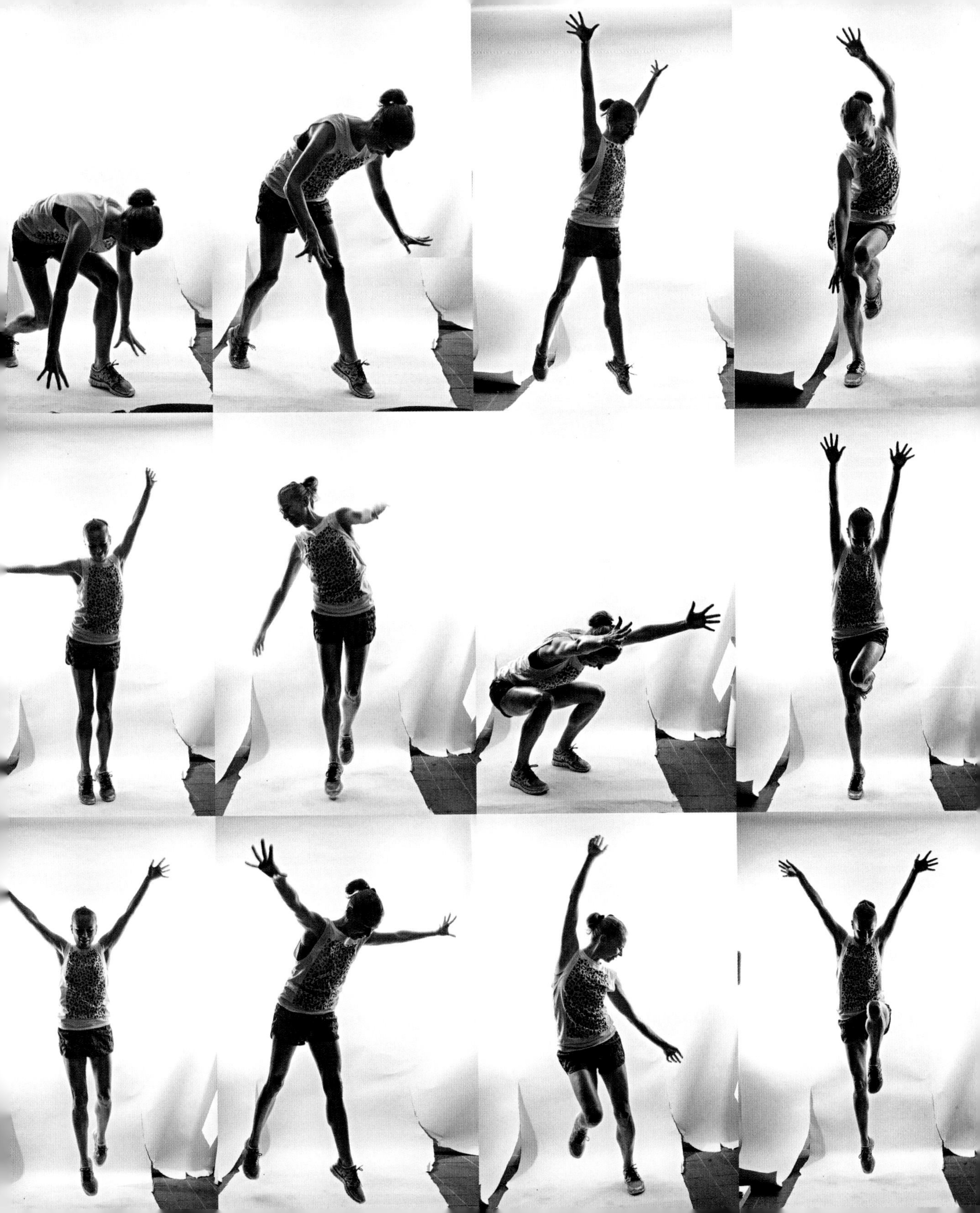

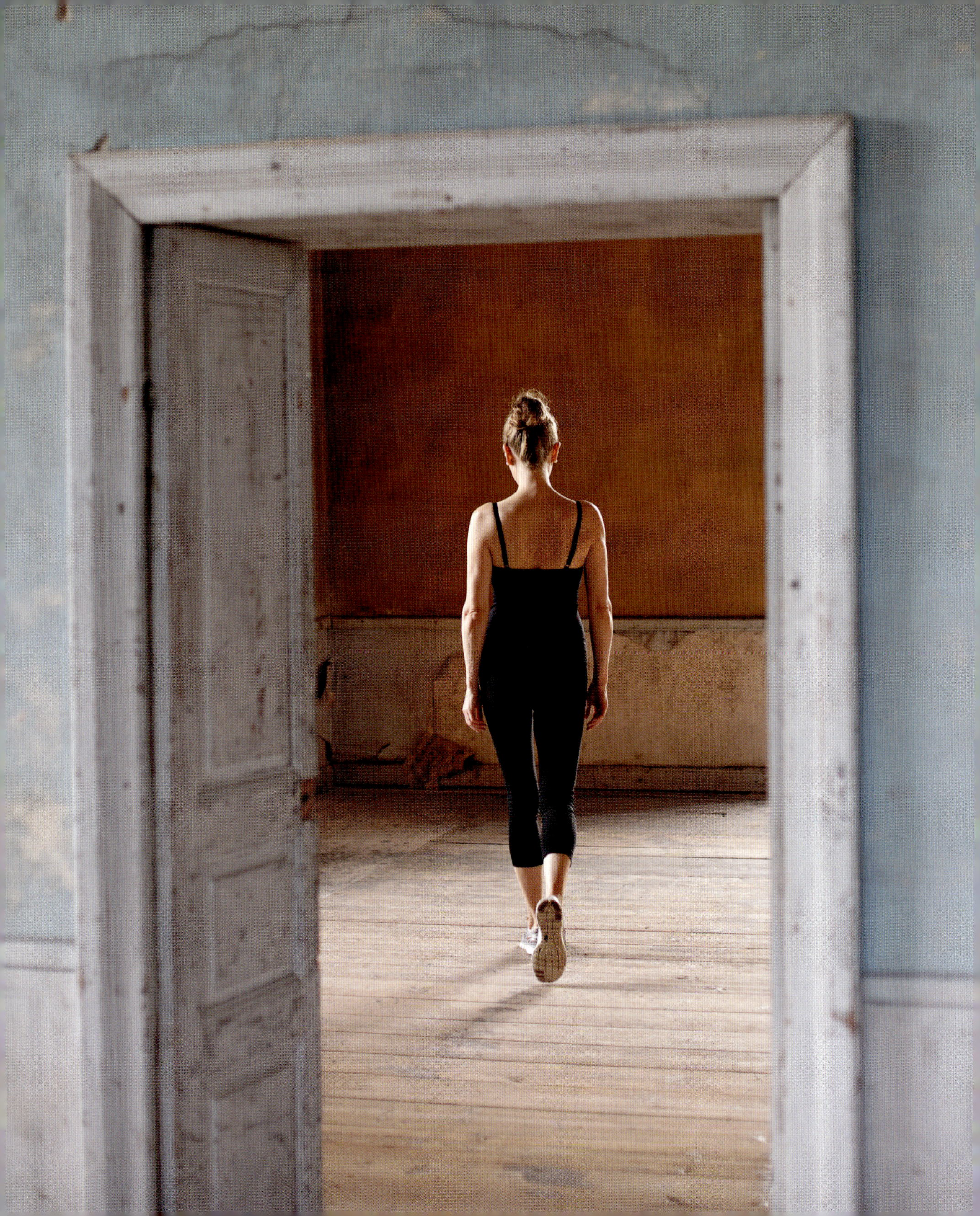

Alles, was ein normaler Körper braucht, ist Abwechslung von dem, was er bisher gemacht hat.

J. Pilates

GEWOHNHEITEN ÄNDERN

Der Körper braucht Abwechslung, vor allem wenn Sie viel still sitzen. Wussten Sie, dass Ihr Körper bereits nach 90 Sekunden Stillsitzen Zucker schlechter abbaut und sich nach 30 Minuten der Blutfettgehalt erhöht? Die gute Nachricht ist jedoch, dass es bereits ausreicht, sich hinzustellen, um dem entgegenzuwirken. Wenn Sie den ganzen Tag am Schreibtisch arbeiten, sollten Sie sich jede Stunde einige Minuten lang bewegen. Unsere Körper sind einfach nicht dafür geschaffen, still zu sitzen.

Nehmen Sie also jede Gelegenheit wahr: Führen Sie ein Telefongespräch im Stehen oder gehen Sie während Sie beraten.

Stellen Sie sich hin, wenn Sie eine Akte lesen müssen. Möblieren Sie Ihr Büro möglichst so, dass Sie sich öfter bewegen müssen. Legen Sie Ihr Handy so ab, dass Sie aufstehen müssen, um es zu erreichen. Stellen Sie Ihre Ordner auf die andere Seite des Schreibtischs.

Sammeln Sie Spaziergänge. Sie müssen bestimmt sowieso mehrmals am Tag gehen: zur Kantine, zum Konferenzraum, zum Kopierer, zum Auto, zum Bus. Dabei können Sie auch Ihre Pilates-Kenntnisse nutzen. Konzentrieren Sie sich bei jedem Gang auf Ihre Haltung, auch wenn es nur wenige Minuten sind. Jeder Schritt zählt.

VERSUCHEN SIE FOLGENDES BEIM GEHEN:

- Den Blick heben, die Schultern gerade halten, bewusst mit tiefen, langen Zügen atmen, auch bei schnellen Schritten.
- Gut ausatmen. Zählen Sie bei jedem Ein- und Ausatmen die Schritte.
- Fühlen Sie bei jedem Schritt, wie Sie sich kräftig mit dem Fuß und dem Bein abstoßen. Das soll sich federnd anfühlen.

MUSS TRAINING MÜDE MACHEN?

Nein.

Viele glauben, dass ein Training nur dann effektiv ist, wenn man danach völlig am Ende ist, schwitzt und vielleicht auch noch Muskelkater hat. Das ist falsch, und es gibt zwei Erklärungen dafür.

Erstens: Unser Körper besteht aus großen und kleinen Muskeln. Viele der kleinen Muskeln besitzen eine stabilisierende Funktion und befinden sich nahe am Skelett. Diese werden am besten aktiviert, wenn man nicht mit maximaler Belastung arbeitet.

Die großen Muskeln ermüden schneller, während die kleinen ausdauernder sind. Allerdings spürt und steuert man sie schwerer. Kleine Muskeln flüstern, große Muskeln schreien.

KLEINE MUSKELN IM FOKUS

Mit Pilates versuchen wir, die kleinen Muskeln zu erreichen. Deshalb sind Konzentration und Präzision so wichtig.
Beim Training mit einem Pilates-Gerät werden viele Übungen umso schwieriger, je niedriger die Belastung ist. Warum? Dann muss der Körper die Bewegung durch ein perfektes Zusammenspiel von großen und kleinen Muskeln stabilisieren.

Das Ideal ist ein Gleichgewicht, bei dem jeder Muskel seine Aufgabe erfüllt. Bei Gleichgewichtsübungen werden Sie wohl kaum den gleichen Muskelkater spüren wie nach einem intensiven Krafttraining.

Zweitens: Auch ein kleines Training ist ein Training. Ein einziger Liegestütz ist besser als gar keiner. Außerdem können kleinere Anstrengungen den Unterschied zwischen dem Bewahren und dem Verlieren einer Fertigkeit ausmachen. Viele von uns konnten als Kind ein Rad schlagen. Wer von uns beherrscht das heute noch? Ein Rad am Tag hätte ausgereicht!

Zu guter Letzt: In der Regel verleiht Sport psychische Kraft, man ist munter und energiegeladen, unabhängig davon, mit welcher Belastung man trainiert. Wer ruhig trainiert oder nur wenig tut, braucht nicht zu duschen – auch das ist ein Vorteil.

Pilates macht eher munter als müde!

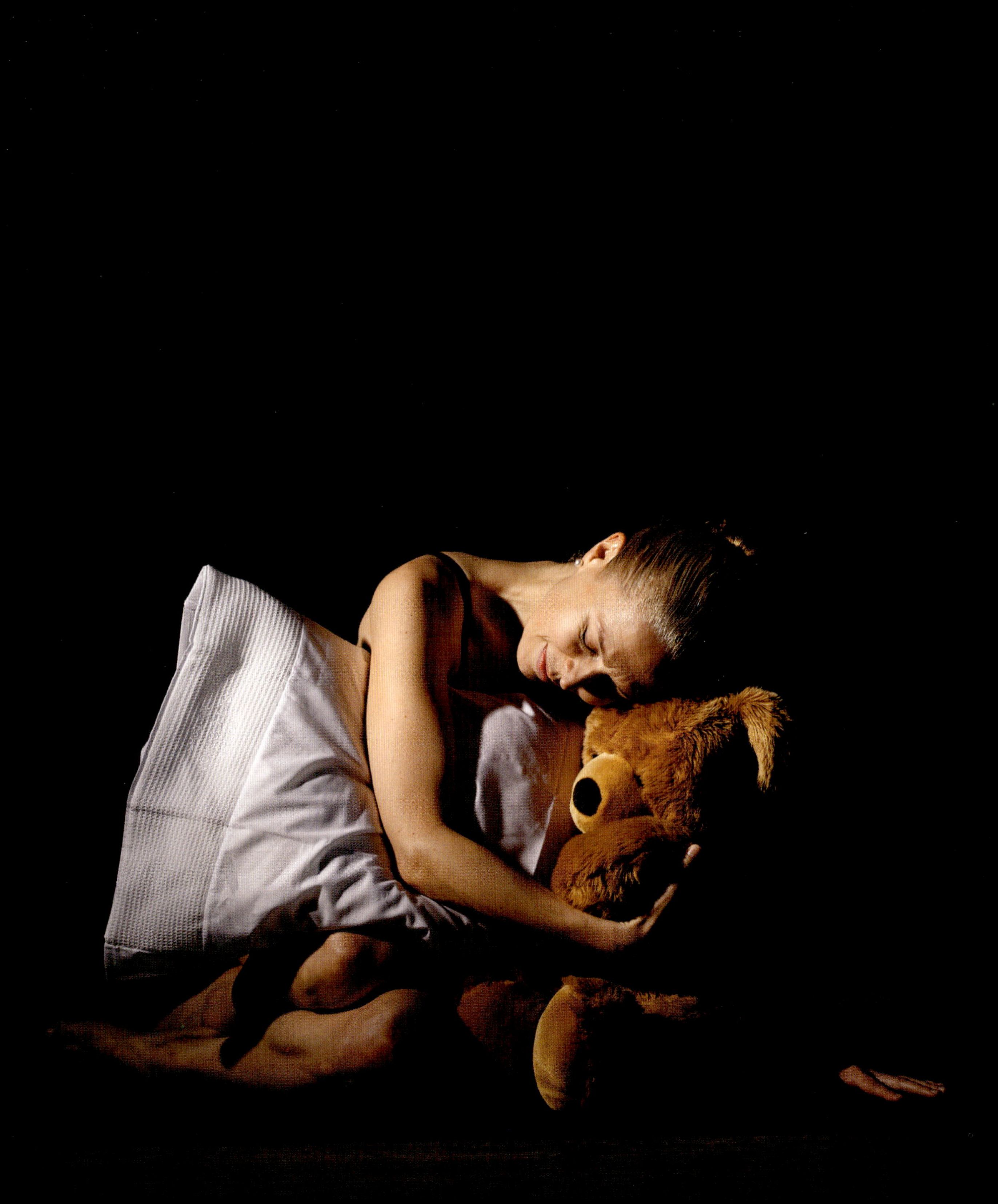

Josef Pilates hat mehrere Geräte speziell für das Fußtraining erfunden, unter anderem den *Toe Stretcher* und den *Foot Corrector*.

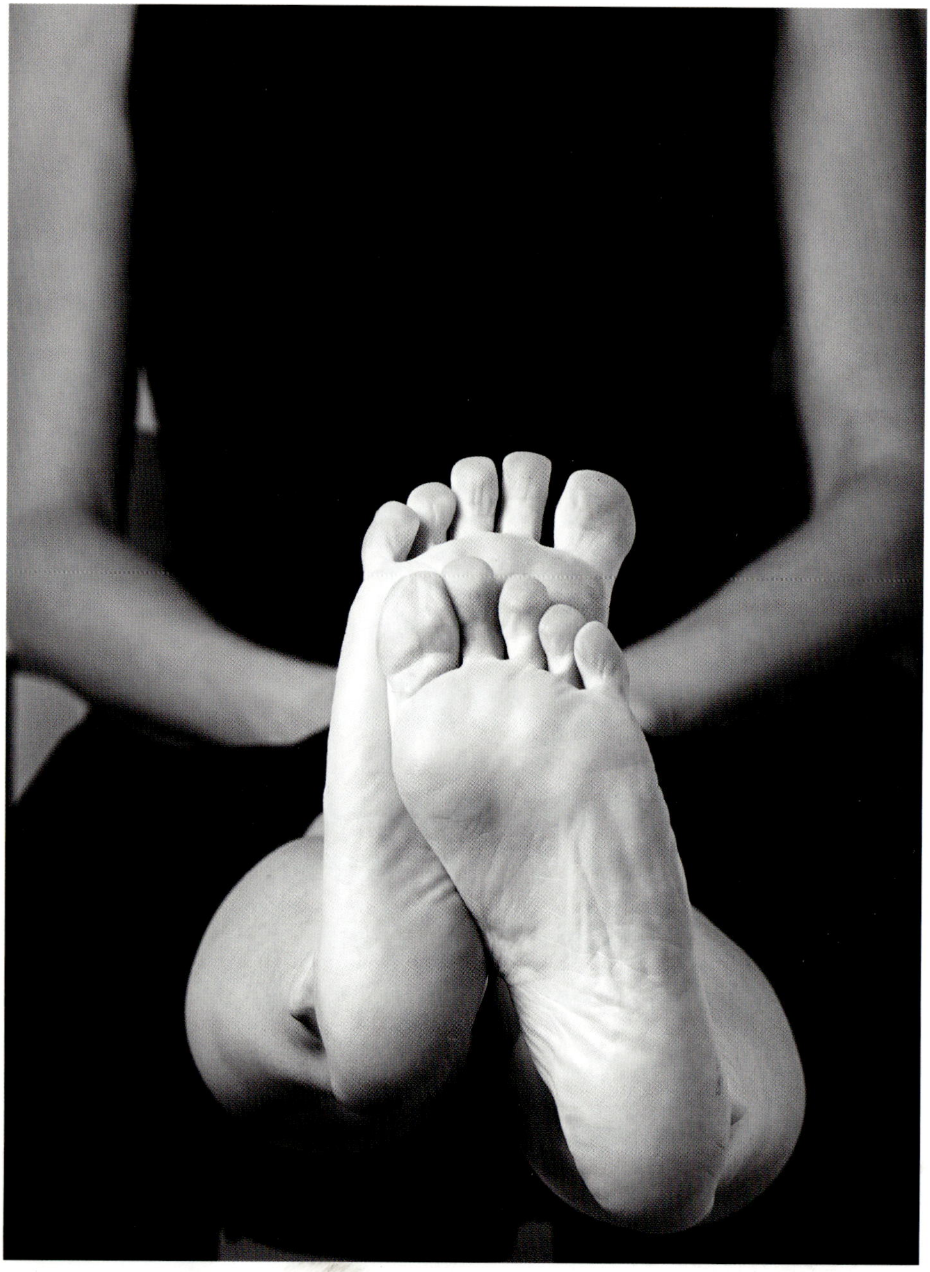

Bereit für die Party! Sind Ihre Füße in Form, dann lassen sich auch unbequeme Schuhe besser tragen.

LEICHTFÜSSIG

Auf unsere Füße achten wir kaum, vielleicht weil sie am weitesten vom Kopf entfernt sind. Wenn sich die ersten Probleme bemerkbar machen, hilft Ignorieren nicht mehr.

Der Aufbau eines Fußes ist unglaublich: 26 Knochen bilden ein Gewölbe, das unseren Körper während des ganzen Lebens trägt. Füße können fast dieselbe Feinmotorik erlangen wie unsere Hände, wenn man sie genügend trainiert. Sie verdienen daher mehr Aufmerksamkeit. Eine einfache Maßnahme: Wechseln Sie ab und zu die Schuhe, damit die Belastung für die Füße nicht immer dieselbe ist.

Bei Pilates spielen die Füße eine zentrale Rolle. Viele Übungen trainieren speziell den Fuß und das Fußgelenk, und alle belasten gezielt die Fußsohle. Die Füße sind der Anker, der uns das Stehen – vom Scheitel bis zur Sohle – ermöglicht. Versuchen Sie es mit ein wenig Fußtraining:

IM SITZEN

Zehenwinken – Füße auf den Boden stellen. Alle Zehen nacheinander anheben. Mit dem großen Zeh beginnen, bis alle Zehen in der Luft sind. Wieder absenken, dabei mit dem kleinen Zeh beginnen. Ein Tipp: Machen Sie gleichzeitig dasselbe mit den Fingern. Die Zehen machen es nach.

Innenseite/Außenseite – Fersen auf den Boden stellen. Die großen Zehen nach unten drücken, alle anderen Zehen anheben. Danach die kleinen Zehen auf den Boden drücken. Abwechseln.

Das Fußgewölbe anheben – ohne die Zehen nach unten zu drücken. (Schwierig!)

Mit den Zehen greifen – Etwas vom Boden aufheben (einen Stift oder ein Stück Stoff) und wieder loslassen.

Zehen spreizen – Einen Fuß auf den Oberschenkel des anderen Beines oder einen niedrigen Tisch legen, die Zehen mit den Fingern spreizen. Gleichzeitig den Vorderfuß durchkneten, als ob Sie ihn breiter machen wollen.

IM SITZEN/IM STEHEN

Massieren – Den Fuß auf einen Ball stellen (Tennis- oder Noppenball) und rollen: rechts/links, vorwärts/rückwärts. Das verbessert die Durchblutung im gesamten Unterschenkel.

Zehenheben – Siehe Seite 66.

... und Ihr Körper wird geschmeidig wie der einer Katze und nicht muskulös wie der eines Brauereipferdes!

J. Pilates

GUTEN MORGEN!

Haben Sie schon einmal einen Hund oder eine Katze gesehen, wie sie von der Ruhe direkt zur Aktivität übergehen, ohne vorher den Körper zu strecken?

Mit einigen einfachen Bewegungen vor dem Aufstehen wachen Sie angenehmer auf und stellen Kontakt mit Ihrem Körper her.

- Die Zehen zusammenkneifen und spreizen, das Fußgelenk bei geradem Bein durchstrecken. Die Zehen zur Decke richten. Auf den Fersen rollen, sodass die großen Zehen sich zueinander und voneinander wegbewegen.
- Die Sohle des einen Fußes auf den Rücken des anderen Fußes stellen. Mit dem unteren Fuß nach oben drücken und mit dem oberen dagegenhalten. Dann mit dem oberen Fuß nach unten drücken und mit dem unteren dagegenhalten. Die Füße wechseln und die Übung wiederholen.
- In Rückenlage die Beine beugen, sodass die Knie nach oben zeigen. Die Beine zusammenhalten. Die Knie sanft von einer Seite zur anderen fallen lassen. Wenn es nicht unangenehm ist, dazu den Oberkörper in die entgegengesetzte Richtung drehen.
- Die Unterschenkel direkt unter den Knien fassen und die Knie an die Brust heben. Kleine Kreise mit den Knien ausführen.
- Die großen Zehen fassen und versuchen, die Beine zu strecken. Abwechselnd rechts/links.
- Mit gestreckten Beinen liegen. Die Hände über dem Kopf gestreckt. Mit der einen Hand das andere Handgelenk umfassen und den Körper soweit es geht nach oben strecken.
- Das Handgelenk loslassen. Die Arme über den Kopf halten. Arme und Beine wechselseitig strecken und spüren, wie der Körper den Bewegungen folgt.
- Aufstehen, das Fenster öffnen und drei tiefe Atemzüge machen. Tief ausatmen.

Sanft aufwachen.

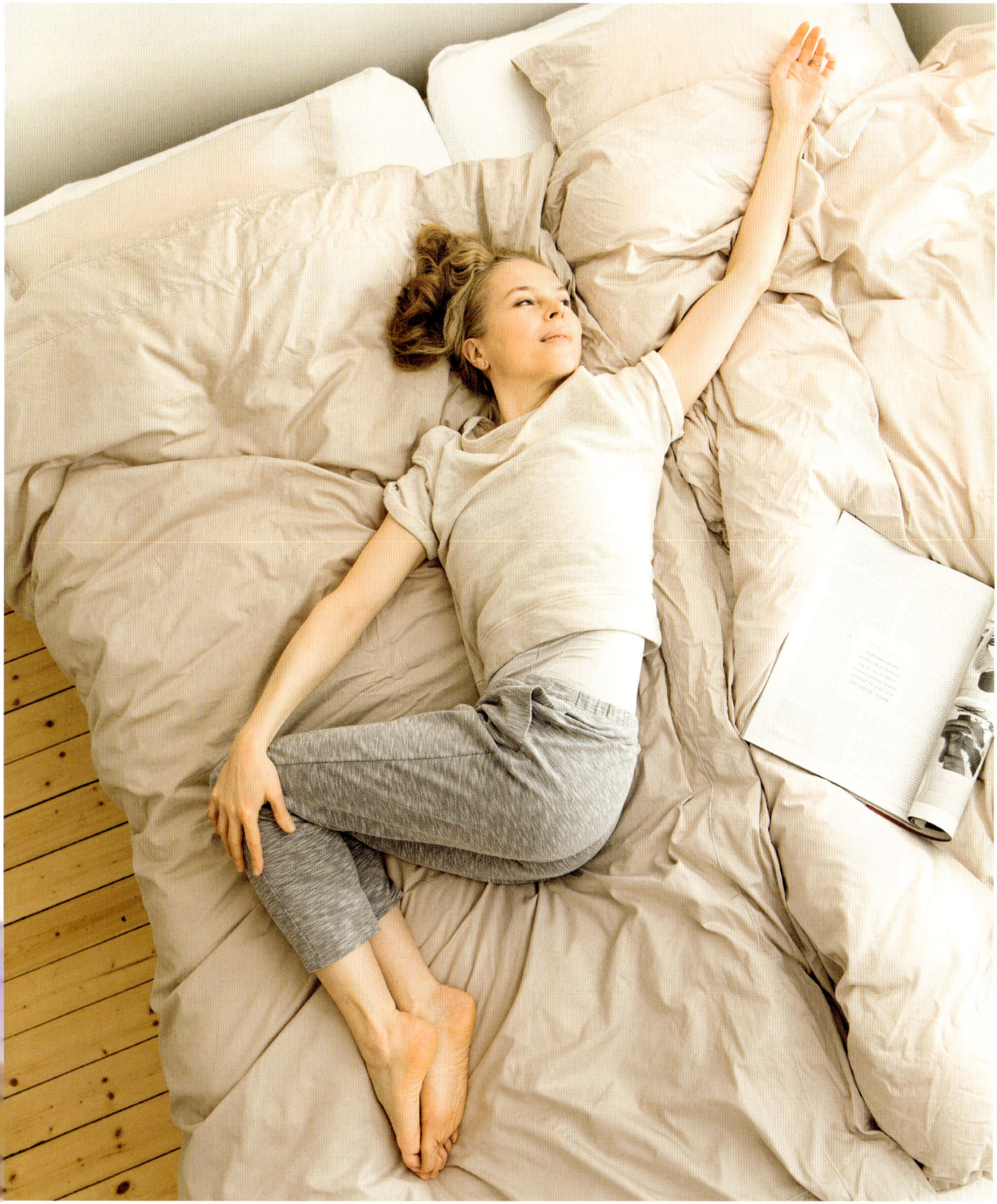

GEDULD UND AUSDAUER

Bekanntlich ist Sport gut für die Gesundheit, aber der reine Nutzen bringt uns langfristig nicht dazu, weiterzumachen. Wir brauchen mehr.

Ich selbst bin bei Pilates geblieben, weil es mir Spaß macht. Es war schön, immer besser zu werden, und interessant, neue Übungen auszuprobieren. Es fühlte sich nicht wie Training an. Ich wollte nur immer wieder dieses tolle Gefühl erleben. Als sich nach einer Weile die Wirkung an meinem Körper zeigte, war ich noch zufriedener.

Was motiviert Sie kurzfristig? Dass Sie einen Moment Zeit für sich selbst bekommen? Dass Sie Freunde treffen? Dass Sie etwas Neues lernen? Dass richtige Anstrengung auch ein Genuss sein kann?

Ein Ziel zu haben ist wichtig. Meine Motivation ist, mich stark zu halten. Ich möchte meine Reisetasche im Zug selbst auf die Ablage heben können. Ich möchte die Kartons über alle Treppen nach oben auf den Dachboden tragen können.

Was ist Ihr langfristiges Ziel? Keine Schmerzen mehr zu haben? Ein schönerer Körper? Einen Marathon laufen zu können? Morgens frisch und munter zu sein?

Formulieren Sie Ihre kurzfristige Motivation und Ihre langfristigen Ziele. Je deutlicher, konkreter und persönlicher diese sind, desto leichter wird es. Wo wollen Sie in einem Jahr sein? Was müssen Sie tun, um das zu erreichen? Schreiben Sie es auf. Es ist wichtig, seine Erwartungen daran anzupassen, zu welchen Anstrengungen man bereit ist. Anderenfalls besteht die Gefahr, dass man aufgibt oder enttäuscht ist.

PLANUNGSTIPPS:

- Stellen Sie einen Trainingsplan auf. Wann, was, wo und wie oft wollen Sie trainieren? Ihr Plan muss deutlich und konkret sein.
- Bauen Sie Belohnungen ein, kurz- und langfristig.
- Wenn Sie einmal nicht trainieren können, tun Sie etwas anderes, egal was. Zum Beispiel Zehenstand beim Warten auf den Bus, Liegestütz an einer Wand, auf einem Bein stehen.
- Keine Lust? Seien Sie streng mit sich! Ausreden gelten nicht. Noch immer keine Lust? Fangen Sie trotzdem an! Sie können immer noch nach fünf Minuten aufhören.
- Wenn Sie längere Zeit nicht trainiert haben: Fangen Sie einfach wieder an. Halten Sie sich nie für faul. Sie sind in Ordnung.

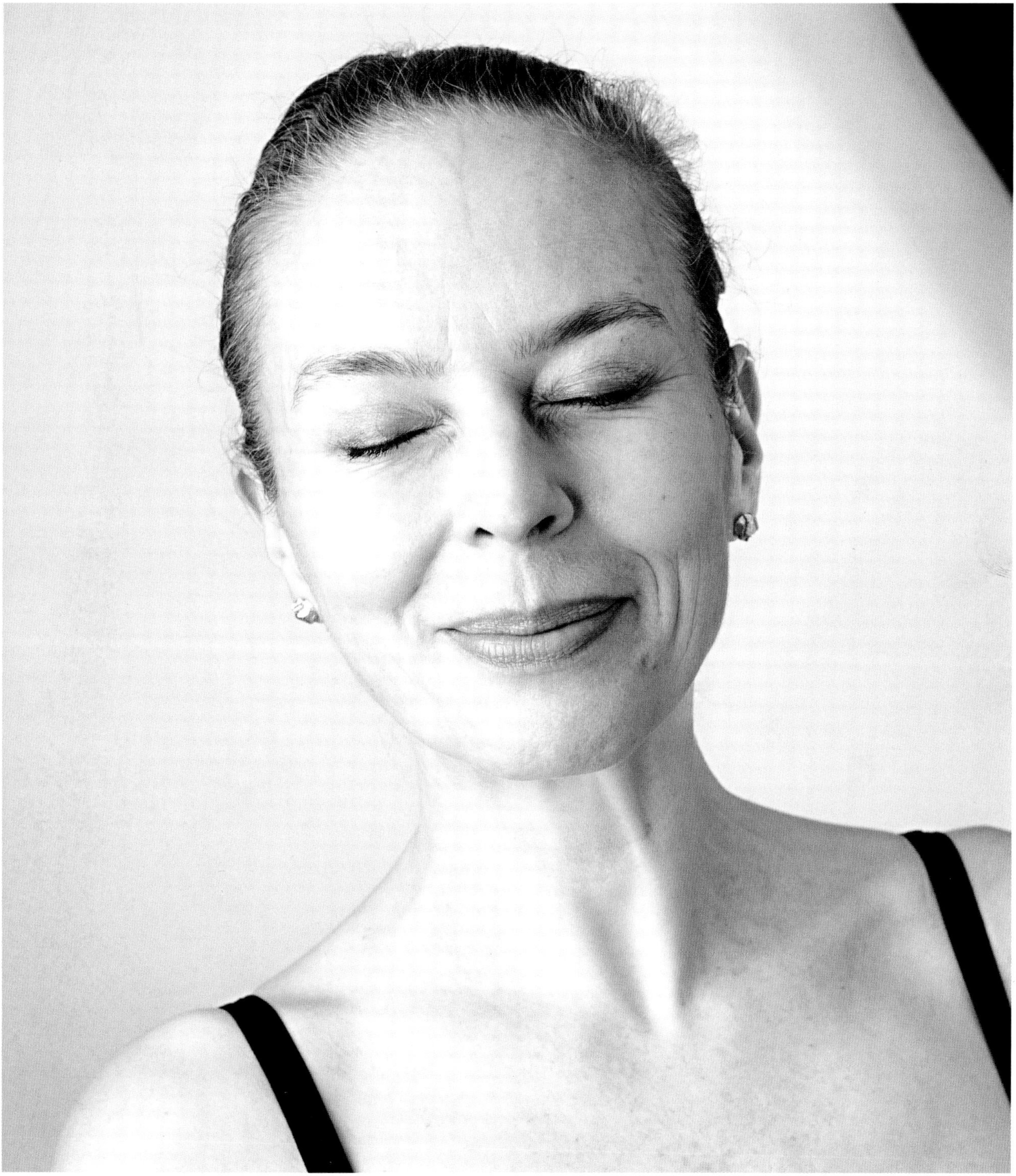

Warten Sie darauf, Zeit und Kraft für das Training zu finden?
Nehmen Sie sich Zeit, fangen Sie an, dann kommt die Kraft von alleine.

TRAININGSPLANUNG

Das Ziel einer sorgfältigen Planung ist es, Fallstricke vorauszusehen und Hindernisse auszuräumen. Deshalb muss die Planung möglichst konkret und genau sein.

Wenn eine Woche aus dem Rahmen fällt, müssen Sie Ihre Planung entsprechend anpassen. Das Ziel ist, kein Training ausfallen zu lassen, Krankheit ausgenommen.

Sollte Ihr Alltag sehr unregelmäßig und kaum planbar sein, lautet mein bester Tipp: Trainieren Sie früh am Morgen.

Für das Pilates-Training zu Hause: Suchen Sie sich einen Platz, an dem Sie üben können, ohne zuvor Möbel zu rücken. Es ist auch wichtig, dass Sie trainieren können ohne gestört zu werden.

BEISPIEL FÜR EINE GENAUE TRAININGSPLANUNG FÜR EINE WOCHE

Wann (Tag und Zeit)	**Training**	**Wo**	**Ausrüstung**	**Geschafft!**
Montagmittag, denn dann habe ich zum Mittagessen die Reste vom Sonntag dabei und somit 30 Minuten Zeit zum Training.	*15 Minuten Spaziergang, Liegestütze an der Wand/am Tisch, Kniebeuge, Zehenstand*	*Draußen + an meinem Schreibtisch*	*Bequeme Schuhe + Lunchbox.*	
Mittwochabend, nachdem ich die Kinder zu ihrem Training gefahren habe, habe ich eine halbe Stunde, bevor ich sie wieder abhole.	*Pilates-Programm*	*Trainingsplatz zuhause*	*Matte*	
Donnerstag nach der Arbeit	*50 Minuten Gruppentraining mit einigen Kollegen*	*Fitnessstudio*	*Trainingskleidung + Schuhe*	
Sonnabendmorgen, bevor alle anderen aufwachen. Ich bin sowieso immer zuerst wach.	*15 Minuten Geh-Lauf + Pilates-Programm*	*Draußen + Trainingsplatz zuhause*	*Bequeme Schuhe + Matte*	
Jeden Morgen	*1–2 Minuten Bettgymnastik*	*Im Bett*	-	
Auf der Toilette	*2 Minuten Power Poses*	*Auf der Toilette*	-	

BEISPIELE FÜR ZIELE:

Kurzfristig (einige Wochen)	**Kommende Monate**	**Langfristig (Jahr)**
Mindestens dreimal pro Woche trainieren.	*Am Frühlingslauf teilnehmen.*	*Keine Rückenschmerzen mehr haben.*
	Die Pilates-Übungen auswendig lernen.	*Irgendwann einen Marathon laufen.*
	Unterarm-Stütz 2 Minuten lang halten.	

MEIN TRAININGSPLAN

Wann (Tag und Zeit)	Training	Wo	Ausrüstung	Geschafft!

MEINE ZIELE:

Kurzfristig (Wochen)	Kommende Monate	Langfristig (Jahr)

BRAUCHT MAN BESONDERE KLEIDUNG FÜRS TRAINING?

Nein.

Joseph Pilates trainierte und arbeitete in Badehosen. Das ist sinnvoll, denn bei enger Kleidung – oder ohne – sieht man deutlich, was im Körper geschieht.

Leggings und ein enges T-Shirt reichen also völlig aus, um Pilates zu trainieren. Wenn Sie allerdings das Gefühl haben, dass die neueste und schickste Sportbekleidung Ihnen hilft, mit dem Training anzufangen, dann nehmen Sie natürlich die.

Achten Sie darauf, dass Ihre Kleidung keine Reißverschlüsse oder anderes Zubehör hat, das drücken oder kratzen kann, denn Pilates wird oft auf dem Rücken liegend ausgeführt.

Ein weicher Sport-BH oder ein enges Top sind sehr angenehm. Wählen Sie ein Modell ohne Verschluss im Rücken. Ein normaler BH ist oft nicht elastisch genug.

Wenn Sie laufen oder Tabata machen, brauchen Sie einen stützenden Sport-BH. Das schont sowohl den Rücken als auch die zarte Haut an der Brust.

Und die Füße? Zu Hause: barfuß. Im Pilates-Studio: Anti-Rutsch-Socken.

TIPPS FÜR GUTE PILATES-KLEIDUNG

1. Hohe Taille oder langes Top statt nackter Rücken. Suchen Sie in Unterwäschegeschäften oder Läden für Ballettzubehör.

2. Schwarze, enge Kleidung, die den Körper bedeckt und die Muskeln sichtbar macht. Darüber ein weites T-Shirt/Top und Shorts. Zur Kontrolle der Bauchmuskeln kann dann das Oberteil angehoben werden.

3. Warm halten. Mit einem dünnen Oberteil aus Wolle oder Fleece kombinieren, um sich zu Beginn des Trainings warm zu halten.

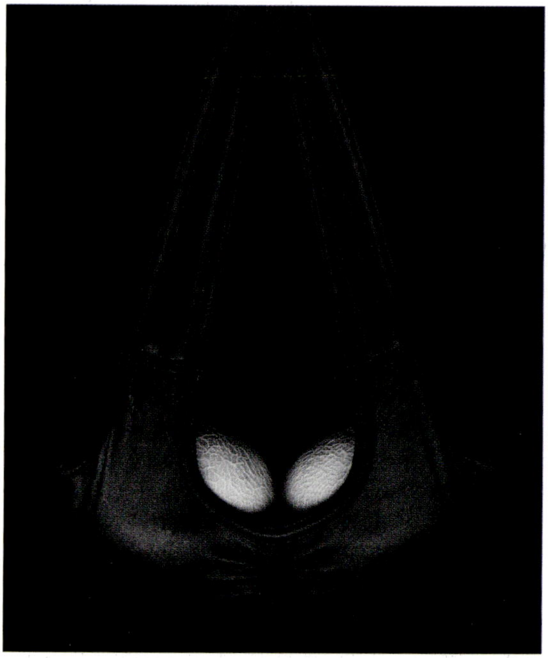

Ein guter Sport-BH liegt am Brustkorb an, stützt die Brust gut ab und hat breite, stabile Träger. Tipp: Hüpfen Sie in der Umkleidekabine auf und ab, um ihn zu testen.

Wenn wir älter werden, finden wir uns in Körpern wieder, die nicht der Vorstellung von uns entsprechen.

J. Pilates

VERLIERT MAN DIE FORM, WENN MAN NICHT TRAINIERT?

Ja!

Viele ältere Menschen mit bewundernswerter körperlicher Fitness haben ihr ganzes Leben lang mindestens einmal pro Woche in einem Sportverein in ihrer Nähe trainiert. Dort fanden sie regelmäßige Bewegung und Gesellschaft, was ihnen im Alter ihre Kraft und Selbstständigkeit bewahrte.

Kontinuität und Wohlbefinden, nicht Leistungsorientiertheit, sind der Schlüssel dazu. Körperliche Fitness ist vergänglich, denn der Körper passt sich an Ihre Anstrengungen an. Deshalb ist es wichtig, dass das Training zur selbstverständlichen Gewohnheit wird. Sie müssen jedoch nicht gleich unzufrieden mit sich sein, wenn Sie einmal ein Training verpassen. Gehen Sie aber beim nächsten Mal wieder hin.

Manchmal ist es sogar so, dass man nach einer kleinen Pause wieder umso eifriger dabei ist. Ruhe und Erholung sind Teil des Trainings, insbesondere, wenn Sie sehr hart trainieren.

Aber passen Sie auf. Manchmal kann uns die Selbstwahrnehmung auch einen Streich spielen. Sie sehen sich als jemanden, der regelmäßig Sport treibt, aber wie oft haben Sie in den letzten Monaten eigentlich wirklich trainiert?

Die Gefahr besteht, in eine Art Jo-Jo-Training zu verfallen: Wenn Sie trainieren, dann mit Vollgas, aber dann folgen faule Zeiten. So geht es dann immer weiter – und das ist schlecht. Einerseits erhöht sich das Verletzungsrisiko, und auch die Gesamttrainingszeit ist zu gering. Andererseits ist es schwierig, die Qualität des Trainings zu erhöhen, wenn die Abstände dazwischen zu groß sind.

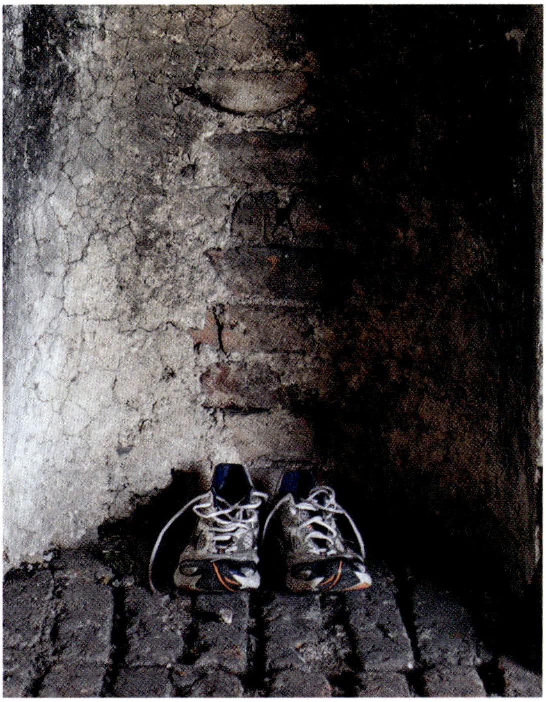

Laufschuhe, die auf den nächsten Einsatz warten.

Die gute Nachricht? Sie können jederzeit wieder anfangen. Nichts hindert Sie daran.

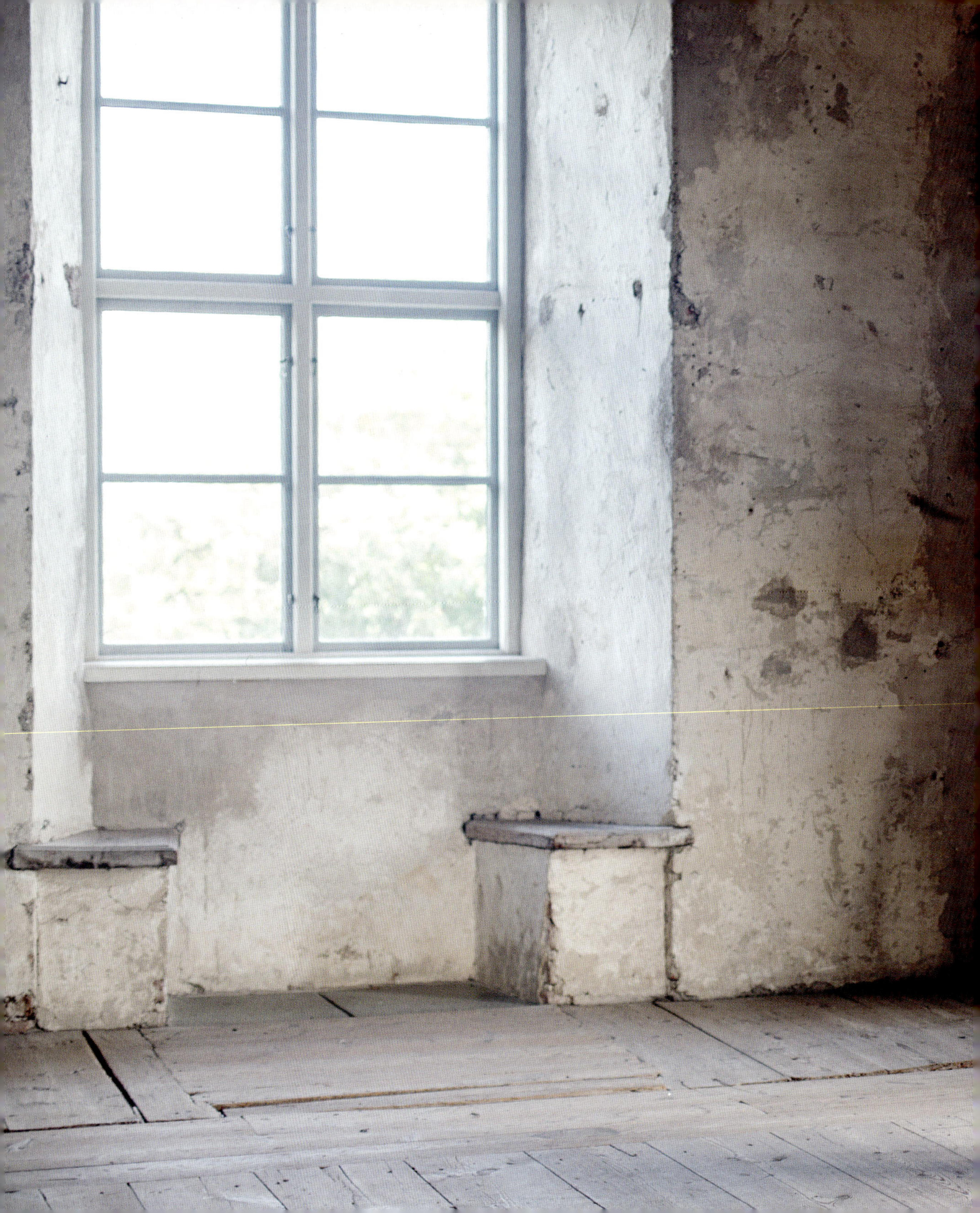

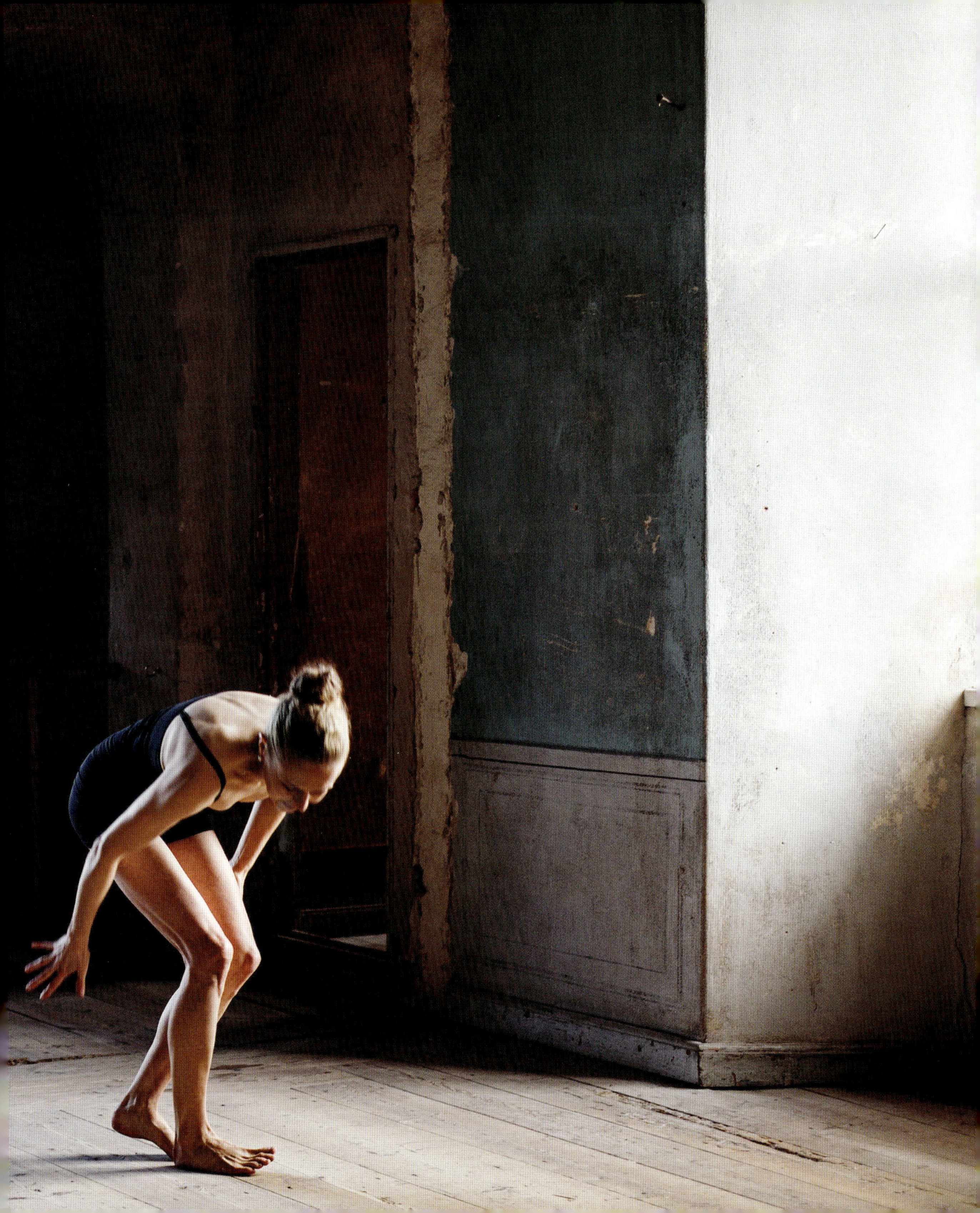

SUPER SONNTAG

Der Sonntag ist eine gute Gelegenheit, über die vergangene Woche nachzudenken. Wovon hatten Sie zu viel/zu wenig? Es ist immer noch Zeit, die Wochenbilanz auszugleichen.

Stimmt etwas mit dem Training oder dem Essen nicht? Was können Sie nächste Woche besser machen? Können Sie etwas vorbereiten? Dann tun Sie es, jetzt gleich.

Haben Sie während der Woche nicht trainiert? Planen Sie heute eine Viertelstunde Bewegung ein. Wenn Sie schon einmal dabei sind, können Sie ruhig ein wenig mehr tun.

Waren Sie kaum draußen? Versuchen Sie wenigstens heute ein paar Sonnenstrahlen abzubekommen. Das ist während der Wintermonate besonders wichtig. Machen Sie einen Spaziergang und wenden Sie die Pilates-Prinzipien an: Strecken, tief atmen und Kontakt mit dem Körper suchen.

Haben Sie sehr intensiv trainiert oder gearbeitet? Dann sollten Sie den Körper richtig strecken und danach ruhen und gut essen. Vielleicht ein kleiner Mittagsschlaf?

Üben Sie dann einige gute *Power Poses*:

FÜHLEN SIE SICH WIE EIN SUPERHELD

Das Hochstrecken der Arme beim Jubeln ist eine angeborene Geste beim Menschen. Harvard-Professorin Amy Cuddy zufolge funktioniert dies auch umgekehrt, d.h., wenn Sie die Arme in die Luft strecken, fühlen Sie sich froh, stark, offen, selbstbewusst und erfolgreich. Außerdem scheinen auch andere Menschen Sie dann so zu sehen.

Amy Cuddy empfiehlt, vor einem Bewerbungsgespräch, einer ersten Verabredung oder wann immer Sie sich von Ihrer besten Seite zeigen wollen, zwei Minuten *Power Poses* durchzuführen. Sie laufen dann zur Höchstform auf. Cuddys Studien zufolge senkt das den Gehalt des Stresshormons Cortisol im Körper und steigert den Testosteronspiegel.

Bei einer *Power Pose* nehmen Sie viel Platz ein und öffnen den Körper so weit wie möglich: breitbeinig stehen, die Arme über den Kopf heben, das Kinn anheben. Oder: Die Hände in die Hüften stützen, die Ellenbogen gerade zur Seite. Zwei Minuten so verharren. Spüren Sie das? Sie trainieren nicht, Sie sind jemand.

Power Poses *betonen genau wie Pilates das Zusammenspiel zwischen Körper und Geist. Ihre Körpersprache bestimmt Ihr Bild von sich selbst – und das, das sich andere von Ihnen machen.*

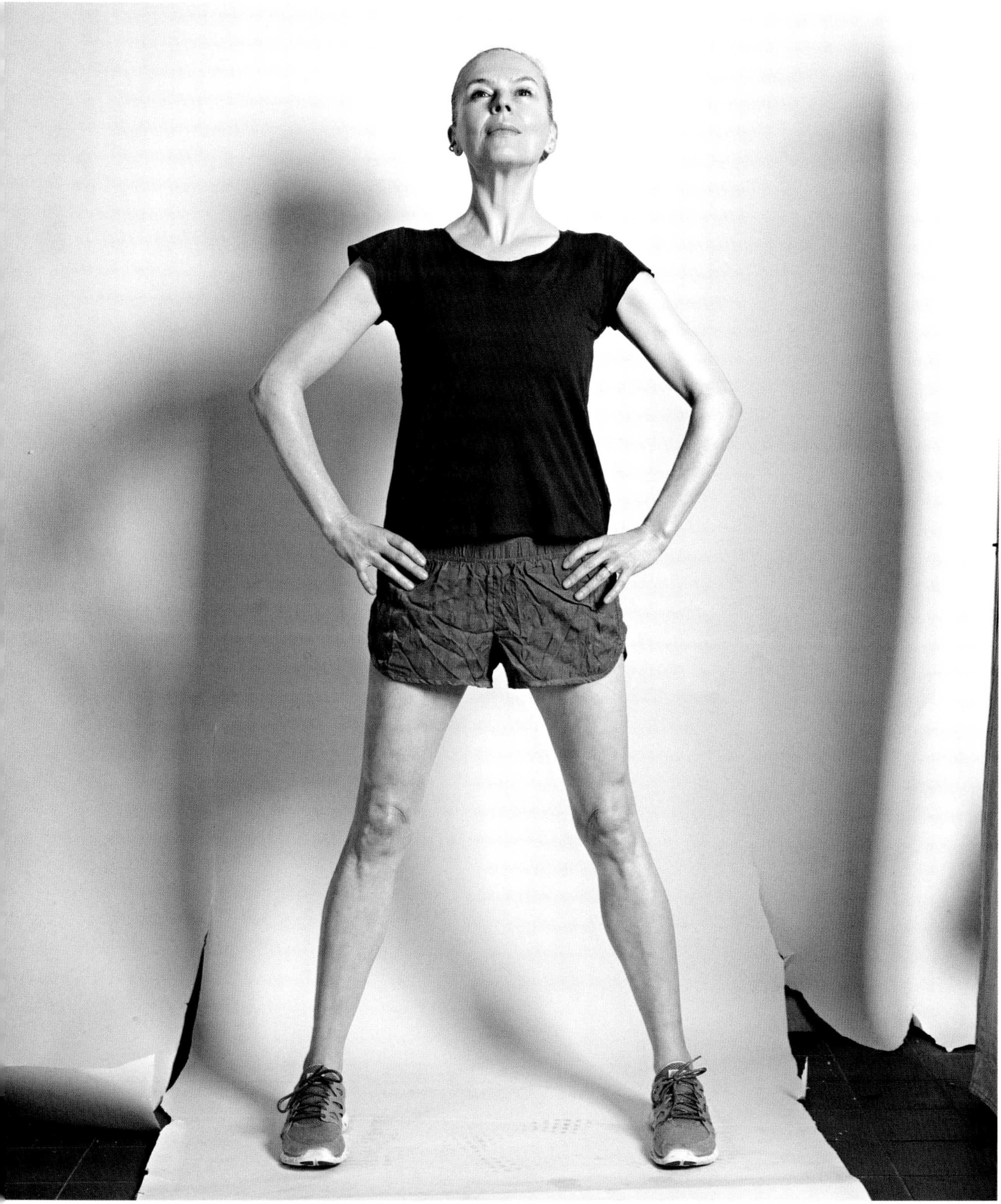

DAS PILATES-PROGRAMM

Das vorangegangene Kapitel zeigt, wie Sie das Training und seine Prinzipien in Ihren Alltag integrieren. Damit Sie ernsthaft beginnen können, folgt nun ein Programm, das Sie zu Hause ausführen können, nur auf einer Matte. Sie üben Gleichgewicht, Körperhaltung, Kraft und Geschmeidigkeit – alles, was Sie für einen stärkeren Körper benötigen.

Sie werden bereits bald einen Unterschied spüren, vorausgesetzt, Sie befolgen drei einfache Regeln:

1. Führen Sie die Übungen immer voll konzentriert aus.
2. Versuchen Sie, bei jeder Wiederholung ein wenig besser zu werden, d. h., sich etwas mehr zu strecken, die Konzentration im gesamten Körper zu erhalten und den Fokus auf jene Muskeln zu legen, die gerade arbeiten.
3. Führen Sie das Programm unbedingt regelmäßig aus, mindestens dreimal in der Woche.

Nach 10 Stunden spürst du den Unterschied, nach 20 Stunden siehst du den Unterschied und nach 30 Stunden hast du einen völlig neuen Körper.

J. Pilates

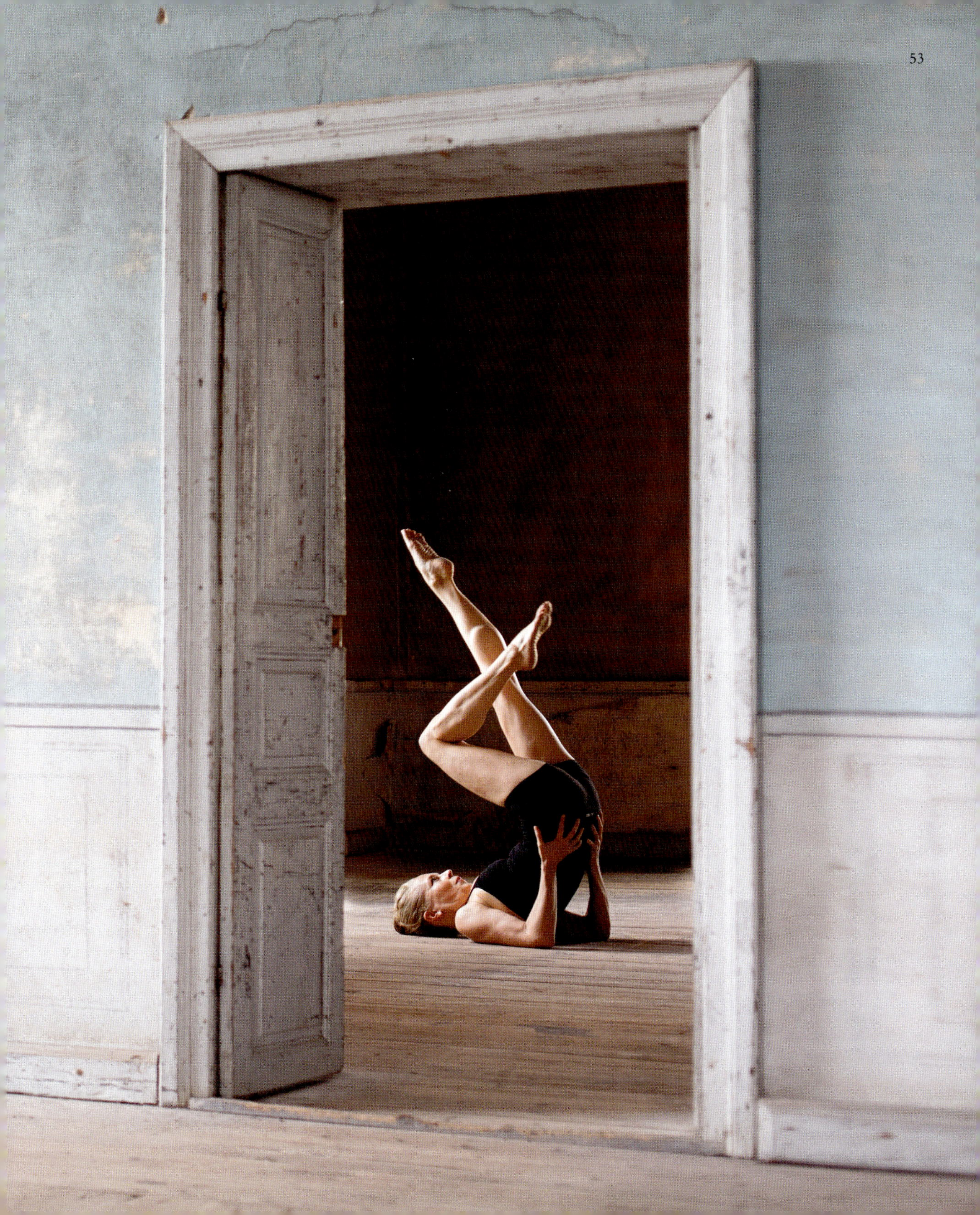

Lerne gründlich. Opfere dein Wissen nicht für Zeitgewinn.

J. Pilates

DIE PILATES-PRINZIPIEN

Im Laufe der Jahre haben sich einige Prinzipien herauskristallisiert, die zusammenfassen, was Pilates in seinen Büchern geschrieben hat. Jedes Prinzip hat eine geistige und eine körperliche Komponente.

ATMUNG

Die Übungen folgen einem bestimmten Atmungsmuster, der sogenannten seitlichen Brustkorbatmung: Beim Einatmen dehnt sich der Brustkorb zur Seite und nach hinten aus, während das Ausatmen mit etwas Widerstand erfolgt. Durch die Nase einatmen, durch den Mund ausatmen. Während der ganzen Zeit bleiben die Bauchmuskeln angespannt und nach innen/oben gezogen.

ZENTRIERUNG

Darunter wird die aktive Mitte des Körpers verstanden, die als breites Band unterhalb des Nabels um den Körper verläuft. Alle Bewegungen beim Pilates gehen vom Körperzentrum aus. Die Kraft soll von innen nach außen fließen.

KONZENTRATION

Pilates erfordert volle Konzentration und Aufmerksamkeit beim Ausführen jeder einzelnen Übung.

KONTROLLE

Kontrolle bedeutet Muskelkontrolle und Technik. Damit führt man die gesamte Bewegung unter Anwendung aller Prinzipien ohne sichtbare Anstrengung aus.

PRÄZISION

Jede Übung muss mit höchster Präzision im Hinblick auf die Position des Körpers und die Aktivierung bestimmter Muskeln ausgeführt werden. Lieber wenige korrekte Wiederholungen als viele nachlässig ausgeführte.

BEWEGUNGSFLUSS

Bewegungsfluss bedeutet die Ausführung ohne Unterbrechung oder Stocken. Die Übungen sind nicht statisch oder hart, sondern sollen dynamisch mit Rhythmus und Eleganz erfolgen, ohne dass ein Teil der Bewegung geringer geschätzt wird als der andere.

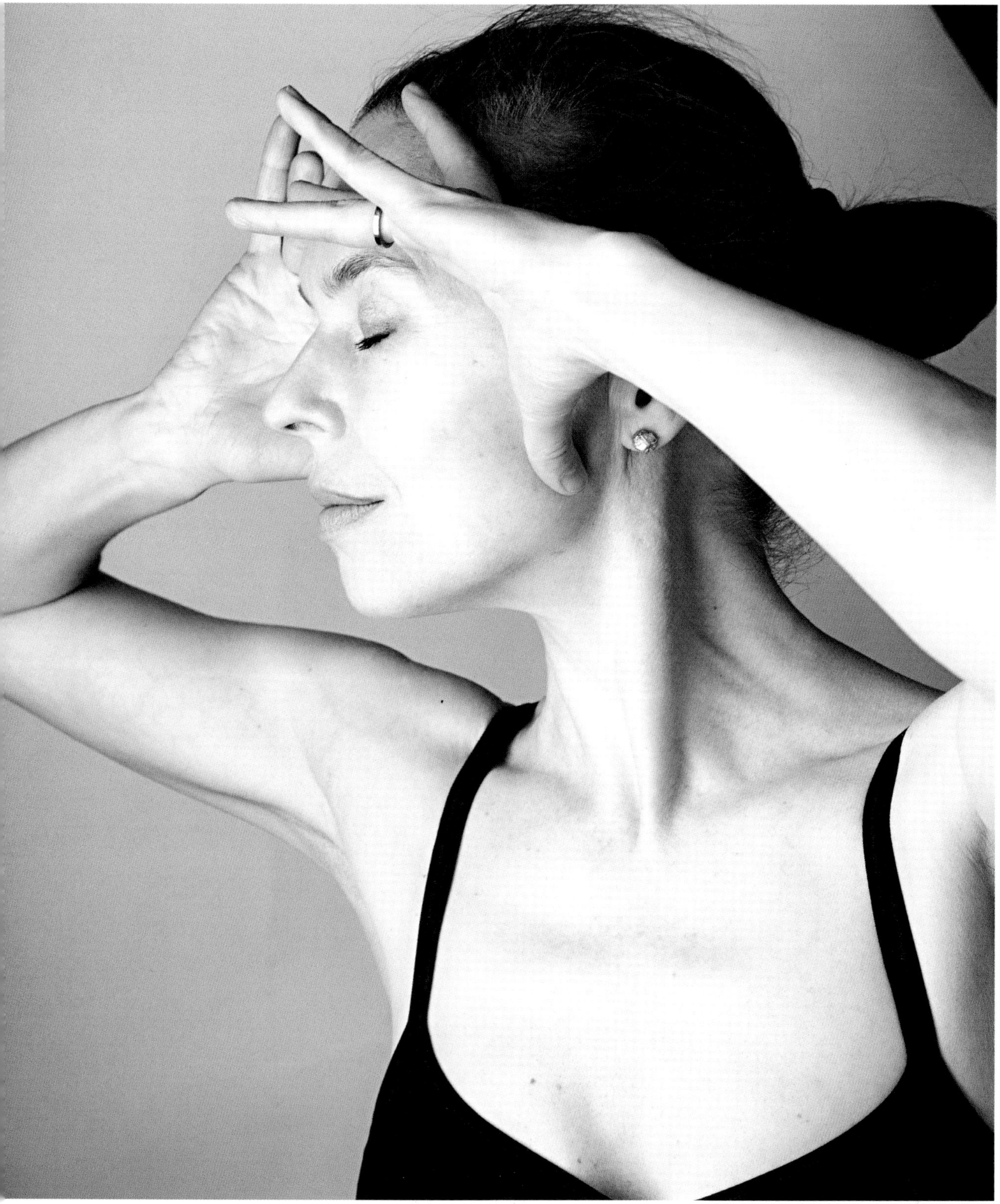

BEVOR SIE ANFANGEN

Mein Pilates-Programm besteht aus insgesamt 16 Übungen, die auf den ganzen Körper wirken und ihn stärken. Einige Übungen sehen einfach aus, aber bei richtiger Ausführung und Anwendung der Prinzipien werden Sie eine völlig neue Dimension des Trainings entdecken. Hier nenne ich einige schwierige Punkte für Anfänger. Die Pilates-Atmung unterstützt die Ausführung der Bewegungen. Atmen Sie nicht mehr, als es die Übung erfordert. Halten Sie nicht die Luft an. Eine Übung (siehe unten) hilft beim Erlernen der Brustkorbatmung.

BAUCHMUSKELN ANSPANNEN

Die Bauchmuskeln sollten immer angespannt sein, mit dem Gefühl, dass sie sich zusammenziehen und nach innen/oben heben. Wenn Sie das übersehen, beginnen Sie einfach von vorne.

Die Ausgangsposition ist wichtig: Verlängern Sie die Wirbelsäule, unter Beibehaltung der Kurven im unteren Rücken und Nacken, im Stehen, in der Rücken-, Bauch- oder Seitenlage.

Loten Sie bei allen Übungen die Länge im Körper aus, die sich wie ein zusätzlicher Abstand zwischen den Rückenwirbeln auswirkt. Stellen Sie sich vor, es würde etwas Licht hindurchscheinen.

Jede Übung wird unter Beibehaltung von Verlängerung und Kontrolle abgeschlossen. Werden Sie nie nachlässig.

ZUG IN DER BEWEGUNG

Pilatesa ist ein Krafttraining mit Fokus auf Beweglichkeit. Arbeiten Sie stets mit einem inneren Widerstand im Körper. Stellen Sie sich vor, Sie verwenden Gewichte. Alle Bewegungen müssen „Zug“ haben. Die Übungen sollen schwierig sein, aber nie wehtun. Finden Sie die Grenze, ohne unnötige Spannungen im Körper zu erzeugen. Warnsignale: Wenn Sie die Luft anhalten, Bewegungen ruckartig ausführen oder Nacken und Unterkiefer anspannen, versuchen Sie die Ausführung zu verbessern. Wenn Sie hingegen einen Schmerz verspüren, brechen Sie sofort ab.

Bei Pilates arbeiten wir von innen nach außen, mit Konzentration und Präzision. Eine Übung, die Sie nicht nach den Pilates-Prinzipien ausführen können, wird übersprungen und beim nächsten Mal erneut versucht. Ruhen Sie sich zwischen den Übungen nicht aus. Versuchen Sie, im Fluss zu bleiben.

DIE BRUSTKORBATMUNG FINDEN

Die Handflächen auf beide Seiten des Brustkorbes legen.

Durch die Nase einatmen und spüren, wie der Brustkorb sich in den Händen weitet.

Durch den Mund ausatmen und fühlen, wie der Brustkorb zusammensinkt.

Die Bauchmuskeln sind die ganze Zeit aktiv

GLOSSAR

Atmung
Durch die Nase ein- und durch den Mund ausatmen. Die Anstrengung findet meist beim Ausatmen statt.

Bauchmuskeln anspannen
Bauchmuskeln (zwischen Rippen und Hüftknochen) zusammenziehen, nach innen/oben anheben (Gesäß nicht anspannen). Muskelkontakt zwischen Rippen und Hüftknochen fühlen.

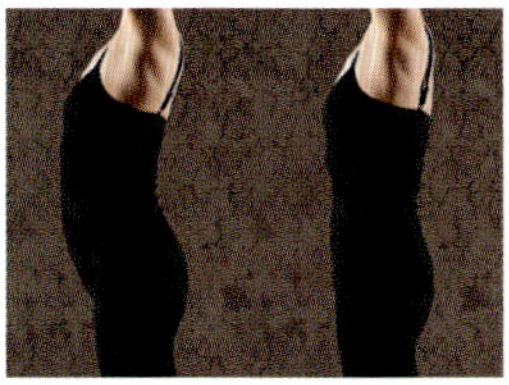

Bauchmuskeln anspannen.

Bewegungsfluss – die ganze Zeit gespannt halten
Die gesamte Bewegung ohne Unterbrechung ausführen. Es gibt keine Schlussposition.

Körperzentrum
Die Muskeln um die Körpermitte (siehe Seite 27).

Kühlschrank
Ein Teil des Körpers ist stabil (Kühlschrank), der andere beweglich (Kühlschranktür).

Rollen
Mithilfe der Bauchmuskeln die Wirbelsäule Wirbel für Wirbel auf- oder abrollen, oben beginnen.

Scheitelpunkt
Der höchste Punkt auf dem Kopf.

Verlängerung
Die Bewegungen streben von der Mitte nach außen. Alle Körperteile versuchen, etwas länger zu werden, als ob zwei entgegengesetzte Kräfte am Werk wären, wie ein Baum mit Wurzeln und Krone. Erspüren Sie das Gefühl, erzwingen sie nichts.

SO WENDEN SIE DAS PROGRAMM AN

Führen Sie die Übungen in der angegebenen Reihenfolge aus. Wenn eine Übung zu schwierig ist, überspringen und etwas später erneut versuchen.

1. Finden Sie Ihre Zeit. Sie sind Ihr eigener Trainer. Das ganze Programm dauert 20–25 Minuten.
2. Finden Sie einen Platz. Er muss leicht erreichbar und bequem sein.
3. Lesen Sie sich die Pilates-Prinzipien und das nebenstehende Glossar durch.
4. Schauen Sie sich vor dem ersten Mal die Bilder an und verschaffen Sie sich einen Überblick über die Bewegung. Lesen Sie „So wird es gemacht" aufmerksam durch. Probieren Sie dann die Übung langsam aus. Achten Sie auf mögliche Schwierigkeiten.
5. Lesen Sie „Denken Sie daran". Was trifft auf Sie zu?
6. Probieren Sie die Bewegung erneut, mit voller Konzentration. Gehen Sie den Körper durch. Ist alles so, wie es sein sollte? Experimentieren Sie ruhig ein wenig. Oft kann eine kleine Änderung Gefühl und Effektivität verändern.
7. Schauen Sie sich den „Filmstreifen" an und führen Sie die Bewegungen fließend und rhythmisch aus. Konzentrieren Sie sich während der gesamten Übung.
8. Wenn Sie das Programm regelmäßig durchführen: Kontrollieren Sie sich genau. Machen Sie die Übung immer noch richtig? Der Körper ist von Natur aus ein wenig faul – oder effektiv – und sucht den einfachsten Weg. Ein Spiegel kann hilfreich sein.
9. Trainieren Sie weiter.

Blättern Sie jetzt um und fangen Sie an.

Kein Wunder, dass so viele Menschen nach ihrer ersten Erfahrung mit Contrology-Übungen so erstaunt sind, wenn sie die sich einstellende „Erhebung“ spüren.

J. Pilates

DAS PILATES-GEFÜHL FINDEN

Das Pilates-Gefühl stellt sich ein, wenn alle sechs Pilates-Prinzipien eingehalten werden. Man fühlt sich stark, lang, in sich ruhend und geistig klar.

Das Pilates-Gefühl kommt nicht von selbst – aber es kann beim ersten Training auftreten. Vielleicht dauert es auch etwas länger. Und es stellt sich auch nicht bei jedem Training ein.

Dieses Gefühl zu finden, erfordert sowohl inneren als auch äußeren Kontakt mit sich selbst. Am inneren Fluss müssen Sie arbeiten. Setzen Sie Ihre Fantasie ein.

Stellen Sie sich eine schöne und kraftvolle Bewegung vor, zum Beispiel eine Katze, einen Tänzer oder einen Fußballspieler. Versetzen Sie sich nun während der gesamten Übung selbst in diese Rolle. Ich habe immer ein Vorbild vor Augen, wenn ich trainiere, meistens ein Tier.

Kontrollieren Sie sich zu Beginn in einem Spiegel. Führen Sie alle Teile der Übung richtig aus? Langfristig sollen Sie ohne diese Hilfe genau spüren, wie Sie Ihren Körper halten, ohne nachzuschauen. Sie könnten sich selbst mit dem Handy filmen. Dann führen Sie die Übung in aller Ruhe aus und kontrollieren anschließend, woran Sie noch arbeiten müssen.

Achten Sie besonders auf Folgendes:

- Sind Kopf und Nacken in einer Linie mit der Wirbelsäule?
- Machen Sie einen Geierhals?
- Spannen Sie den Hals an oder drücken Sie das Kinn auf die Brust?
- Schieben Sie den Brustkorb nach vorn? Dann sind Ihre Bauchmuskeln ohne Spannung, was die Haltung von Schultern und Nacken beeinflusst.
- Wie stehen Sie auf Ihren Füßen? Wohin zeigen die Zehen?
- Ziehen Sie Ihre Knie nach innen, wenn Sie die Beine beugen?

Ein Spiegel hilft, um am Anfang die richtige Ausführung der Übungen zu kontrollieren.

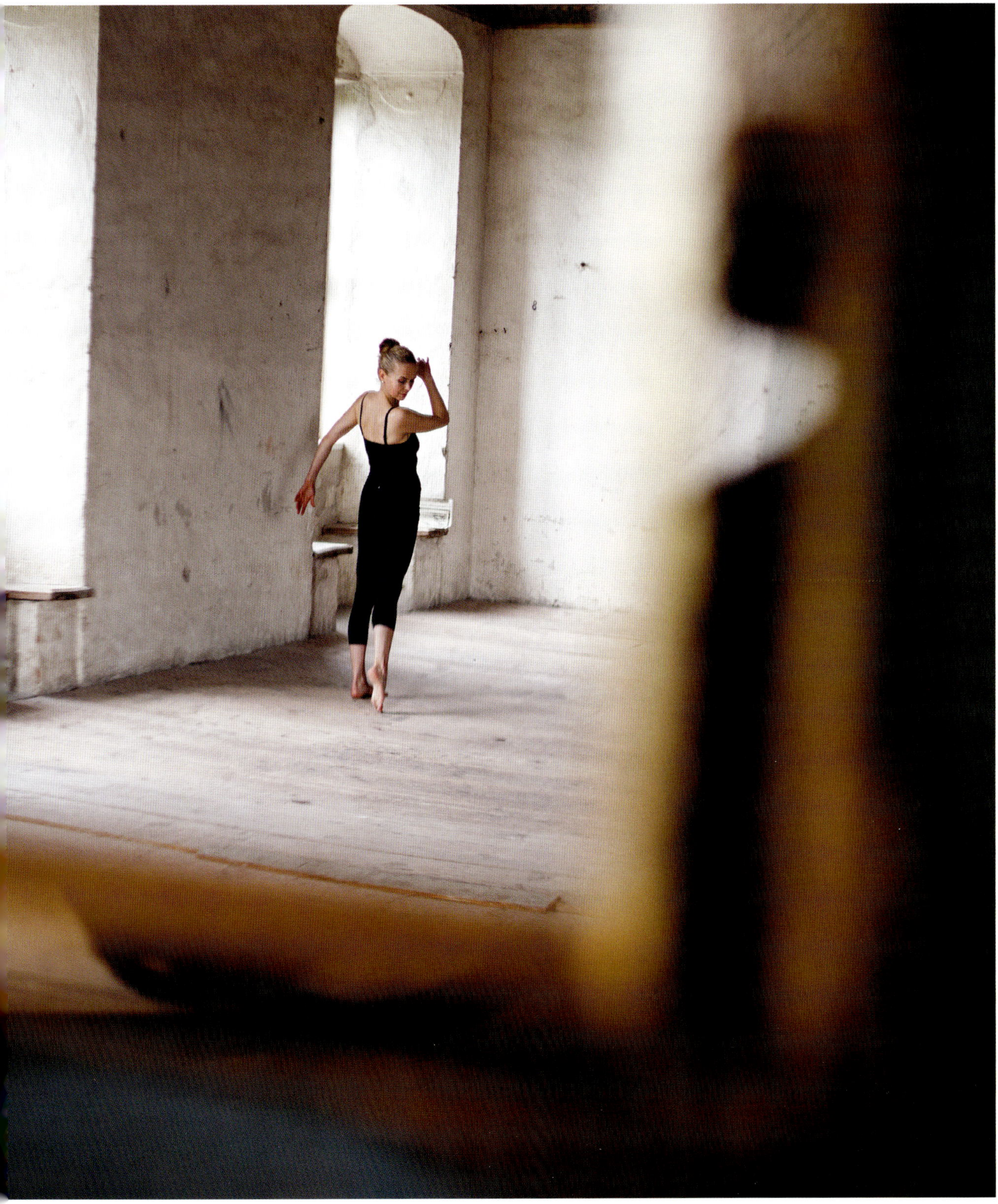

ATMEN

Die Wirbelsäule wird mithilfe der Bauchmuskeln Wirbel für Wirbel abgerollt. • Wirbelsäule und Bauchmuskeln werden aufgewärmt. Aktiviert die Atmung. Unterstützt eine gerade Haltung. • Inspiriert von den Pilates-Übungen *Breathing* und *Roll-up*.

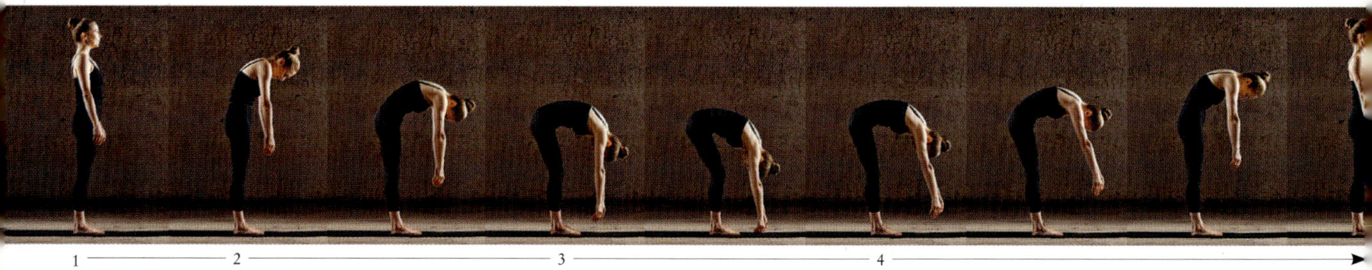

SO WIRD ES GEMACHT

1. Füße hüftbreit, auf der gesamten Fußsohle stehend. Einatmen.
2. Beim Ausatmen Rückgrat Wirbel für Wirbel nach vorn abrollen, vom Kopf über den Nacken bis zur Brustwirbelsäule. Bauchmuskeln einsetzen. Arme und Kopf schwer in Richtung Fußboden fallen lassen. Knie etwas beugen – das Gewicht ruht auf dem ganzen Fuß. Bauch einziehen.
3. Einatmen. Luft tief nach unten in den Körper und nach hinten zum Rücken ziehen.
4. Beim Ausatmen langsam wieder hochrollen. Zunächst das Becken mithilfe der Gesäßmuskeln aufrichten. Dann Wirbel für Wirbel mit der Kraft der Bauchmuskeln ganz aufrichten, bis Nacken und Kopf wieder aufrecht sind und die Schulterblätter auf den Rücken zurückgleiten.

Fünfmal wiederholen.

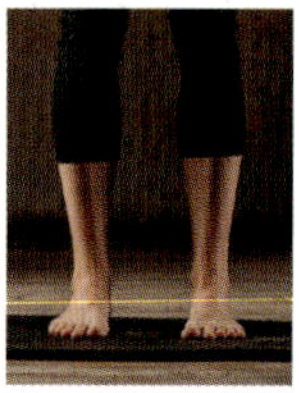

Hüftbreit

DENKEN SIE DARAN

- Stellen Sie sich vor, dass Sie die Wirbelsäule wie ein Rad rollen, Wirbel für Wirbel.
- Machen Sie lange, tiefe Atemzüge. Leeren und füllen Sie die gesamte Lunge.
- Achten Sie darauf, dass Kiefer, Augen und das gesamte Gesicht entspannt sind.
- Halten Sie die Bauchmuskeln durch die gesamte Bewegung hindurch gespannt.
- In vorgebeugter Position: Entspannen Sie Arme und Nacken.
- Es geht NICHT darum, so tief wie möglich zu kommen.

VARIANTEN

Wollen Sie sicher sein, dass Ihre Wirbelsäule wirklich Wirbel für Wirbel ab- und hochrollt? Dann machen Sie die Übung an eine Wand gelehnt, die Füße etwa eine Fußlänge von der Wand entfernt. Zu Beginn lehnt der Hinterkopf an der Wand.

Haben Sie Probleme mit der Lendenwirbelsäule? Rollen Sie nicht ganz bis nach unten.

Die ganze Zeit über die Bauchmuskeln einziehen, einziehen, einziehen.

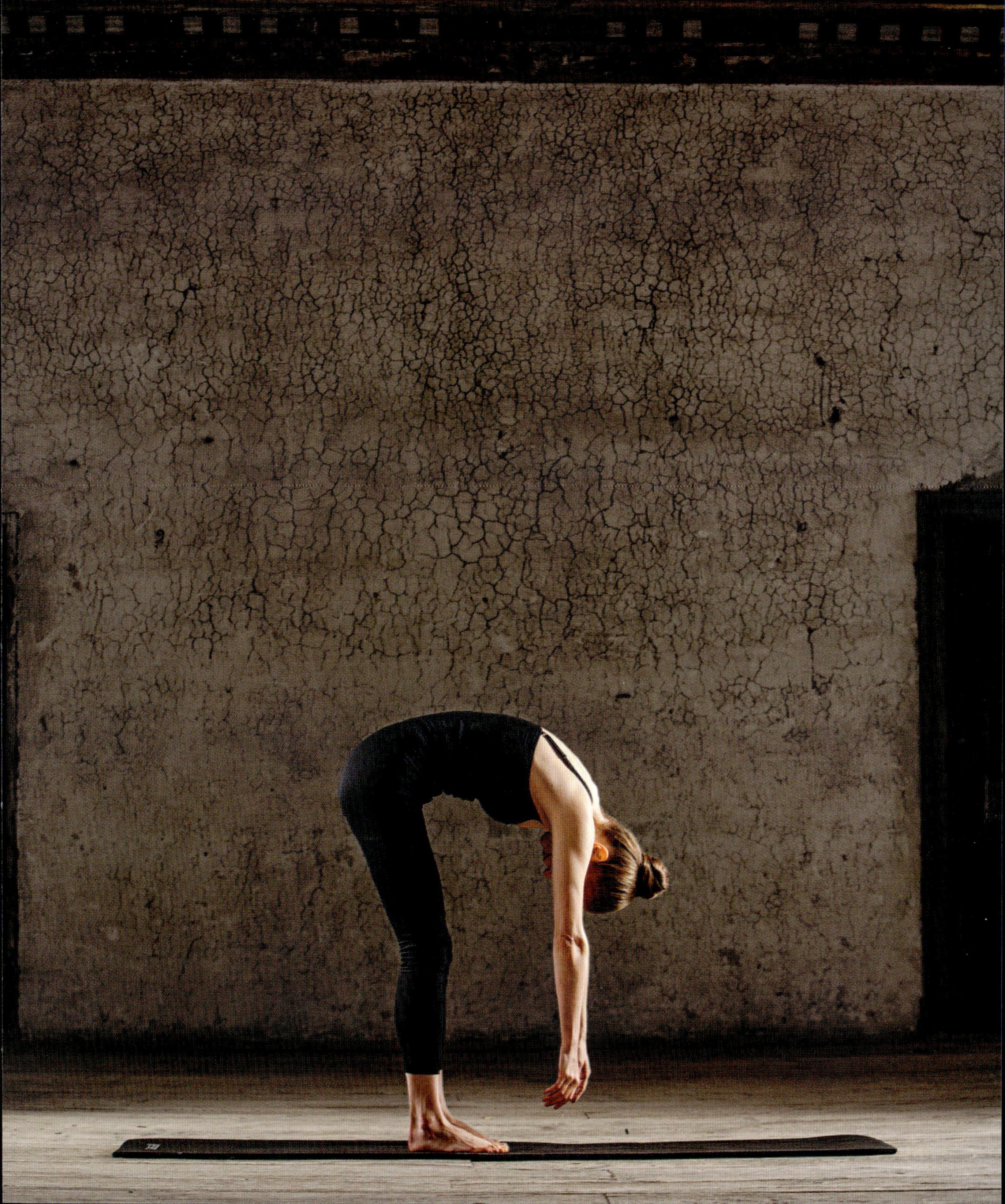

KNIEBEUGE

Der Fokus liegt auf dem Halten der Linie Hüfte-Knie-Fuß, einem geraden Rücken und starken Bauchmuskeln. • Stärkt Beine und Körperzentrum, wärmt die großen Muskelgruppen. • Inspiriert von der Übung *Footwork*, die auf dem *Reformer* ausgeführt wird.

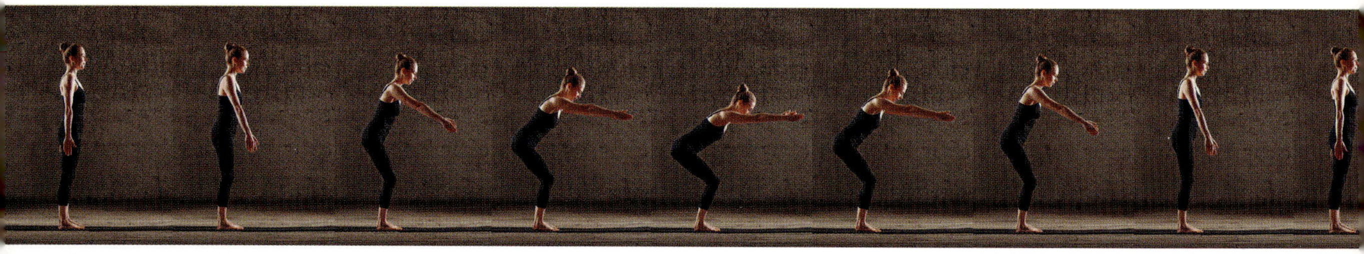

1 — 2 — 3 →

SO WIRD ES GEMACHT

1. Füße hüftbreit, die Zehen gerade nach vorn gerichtet auf der gesamten Fußsohle stehen. Arme seitlich nach unten halten.
2. Beim Einatmen Knie beugen und Arme in Schulterhöhe schulterbreit nach vorn strecken, Daumen zeigen nach oben. Knie gerade nach vorn gerichtet, über dem großen und dem zweiten Zeh. Bauchmuskeln in Richtung Wirbelsäule einziehen, Rücken gestreckt halten. Das Körpergewicht ruht auf den Fersen.
3. Beim Ausatmen Beine strecken und Arme senken. Während der Bewegung Muskeln am Übergang zwischen Oberschenkeln und Gesäß anspannen und Körper zu einer geraden Hüfte hochdrücken.

Zwanzigmal wiederholen.

Um die Muskeln an der Außenseite der Hüfte zu spüren: Beine beugen. Handfläche auf die Außenseite des Knies legen. Bein nach außen drücken und mit der Hand gegenhalten. Welche Muskeln arbeiten?

DENKEN SIE DARAN

- Die Knie beim Beugen nicht nach innen einknicken lassen. Muskeln auf der Innenseite der Oberschenkel, der Außenseite der Hüfte sowie Gesäßmuskeln helfen Ihnen, die Knie richtig zu halten.
- Halten Sie das Körperzentrum während der gesamten Übung gespannt – den Rücken gerade gestreckt halten (kein Hohlkreuz oder Rundrücken).
- Denken Sie an die Pilates-Atmung.
- Alle Zehen ruhen auf dem Boden. Bei der Beugung lagert das Gewicht auf den Fersen.
- Die Knie gehen nach vorn, das Gesäß nach hinten.
- Breite Schultern, weit von den Ohren entfernt.

VARIANTEN

Ihre Knie knicken immer nach innen? Richten Sie Ihre Füße auf „Fünf vor Eins“ aus.

Höhere Schwierigkeit? Bleiben Sie in der unteren Position und federn Sie zehnmal.

Eine effektive Übung, für die man keine Matte benötigt.

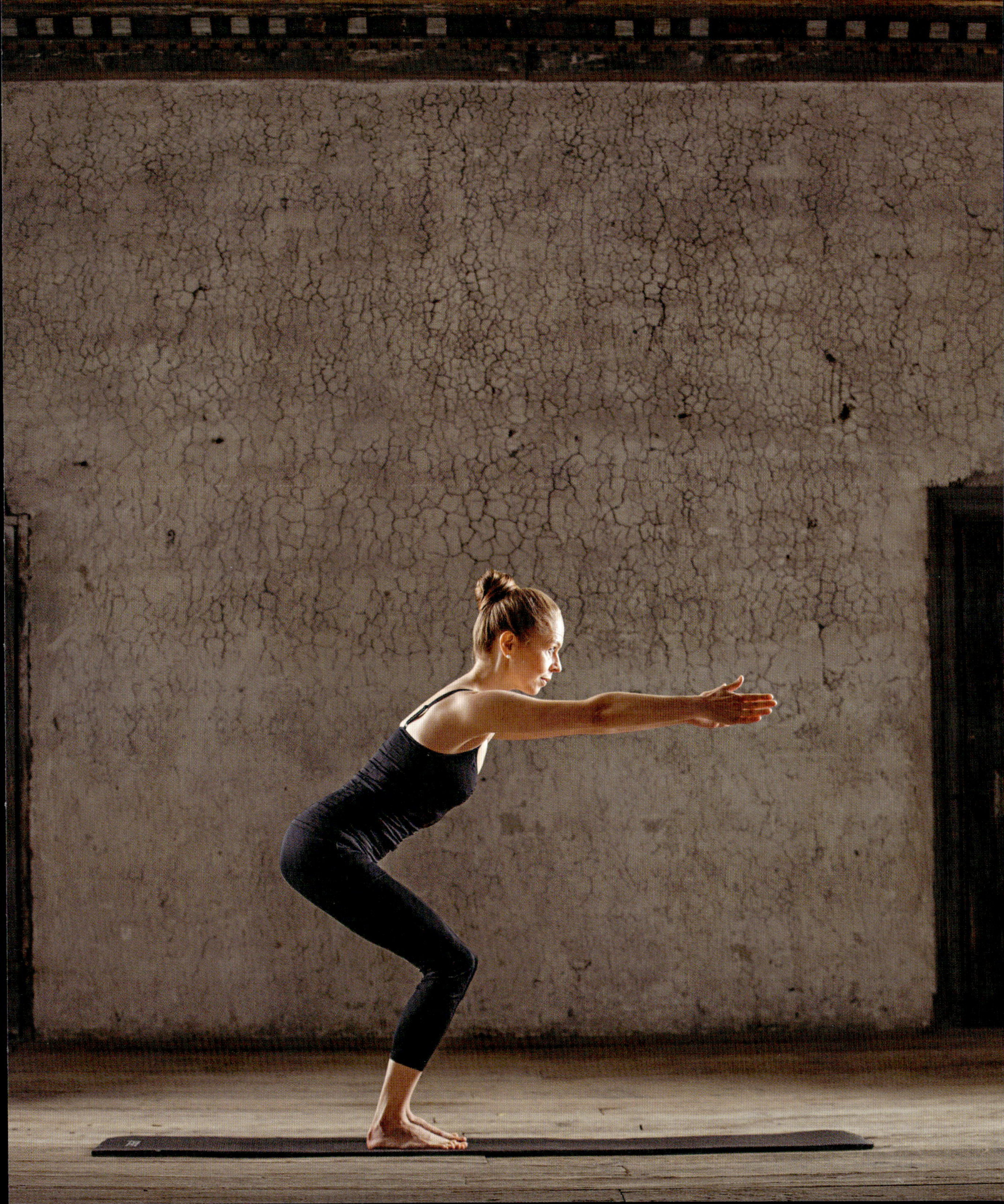

MEERJUNGFRAU

Armheben mit Seitenbeugung, Verlängerung von Körper und Arm.
• Öffnet den Brustkorb. • Variante der Pilates-Übung *Mermaid.*

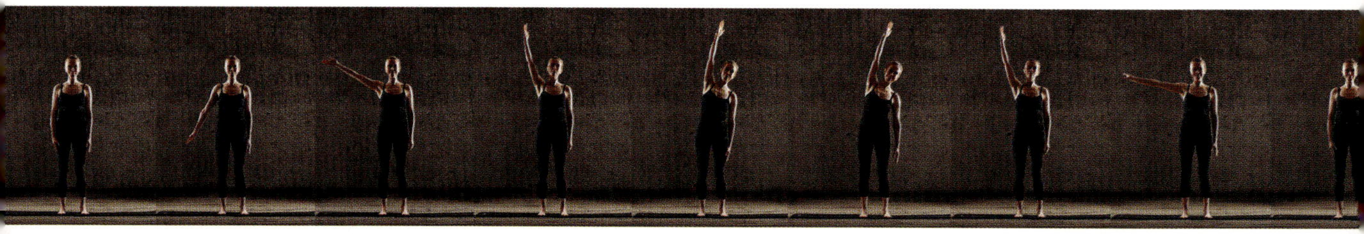

1 — 2 — 3 — 4 — 5 →

SO WIRD ES GEMACHT

1. Füße mit ganzer Sohle hüftbreit aufstellen. Die Breite über Schlüsselbein und Rücken finden. Ausatmen.
2. Beim Einatmen einen Arm gerade von der Hüfte nach oben in Richtung Ohr führen. Das Schulterblatt spüren.
3. Beim Ausatmen den Fuß auf derselben Seite auf dem Boden verankern, mit den Fingerspitzen etwas weiter nach oben streben und den Arm über dem Kopf verlängern.
4. Beim Einatmen nach oben strecken und mit Hilfe der Bauchmuskeln wieder in die Mitte zurückkommen.
5. Ausatmen und den Arm zur Hüfte führen.
6. Mit dem anderen Arm wiederholen.

Insgesamt fünfmal wiederholen.

DENKEN SIE DARAN

- Bewegung mit entgegengesetzten Kräften: Schwerer Fuß, Zug im Arm.
- Vom Fuß zur Hand verlängern: Sich vorstellen, dass jemand an den Fingern zieht.
- Beim Heben des Arms darauf achten, dass die Schulter nicht folgt (siehe Bild unten). Die Verlängerung geht vom Brustkorb aus.
- Der Arm ist während der gesamten Übung gestreckt.
- Die andere Schulter darf nicht durchhängen. Spüren Sie die ganze Zeit über eine Verlängerung im Körper.
- Geradeaus schauen, Nacken lang machen.

VARIANTEN

Zu anstrengend im Stehen? Auf einen Stuhl setzen und sich die Sitzknochen als Füße vorstellen.

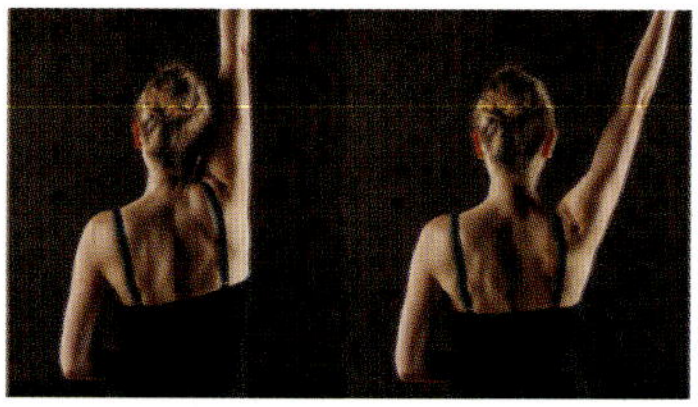

Falsch Richtig

Der Fuß ruht fest auf dem Boden, die Fingerspitzen streben nach oben.

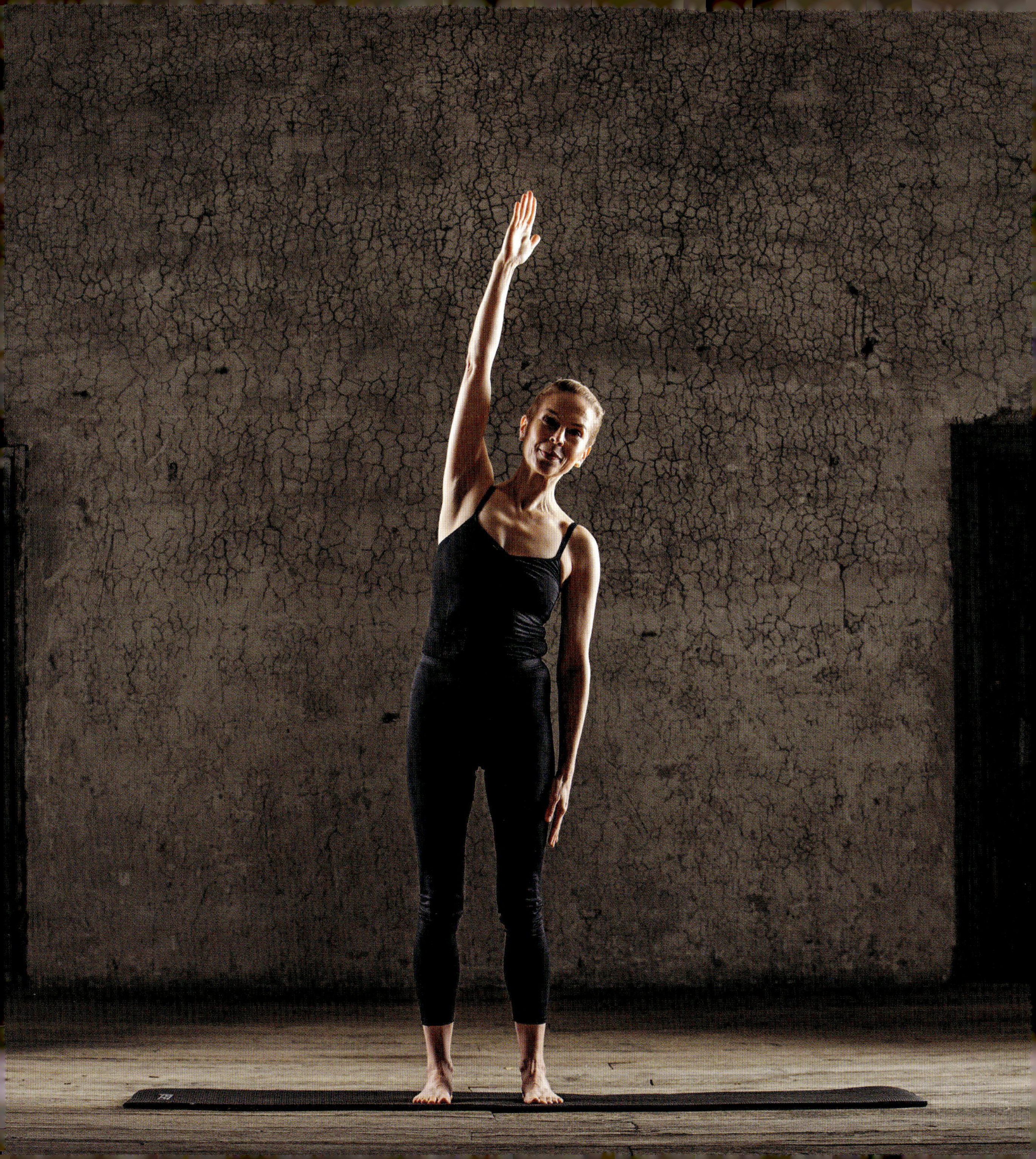

FERSENHEBEN

Aufrecht stehen mit den Händen auf den Hüften. • Stärkt Gleichgewicht, Körperzentrum, Beine und Füße. • Inspiriert von der Pilates-Übung *Footwork*, die auf dem Gerät *Reformer* ausgeführt wird.

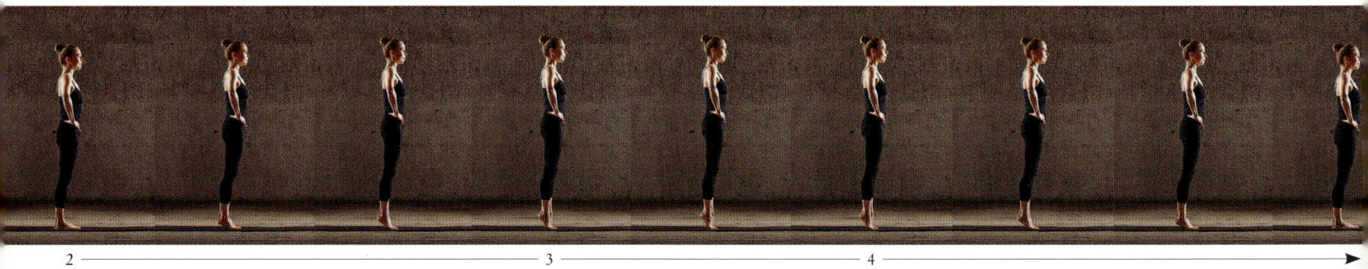

SO WIRD ES GEMACHT

1. Mit geschlossenen Füßen auf dem Boden stehen. Die Hände ruhen zu beiden Seiten auf den Hüften.
2. Stellen Sie sich einen oben am Kopf befestigten Faden vor, der Sie nach oben zieht. Die Muskeln an der Innenseite der Waden und Oberschenkel anspannen und dann die Bauchmuskeln nach oben ziehen. Die Wirbelsäule aus dem Becken heraus gestreckt halten. Ausatmen.
3. Beim Einatmen die Fersen anheben und den Körper gerade nach oben aufrichten. Das Körpergewicht auf die Fußballen mit Schwerpunkt auf dem großen und dem zweiten Zeh verlagern.
4. Beim Ausatmen die Fersen langsam und sanft senken, mit Kontrolle von Gesäß und Körperzentrum. Der Faden zieht Sie immer noch nach oben.

Zehnmal wiederholen.

DENKEN SIE DARAN

- Bleiben Sie während der gesamten Übung mit den großen Zehen auf der Matte und halten Sie die Knöchel zusammen.
- Gerade Beine, nicht in den Knien einknicken.
- Die Gesäß- und Bauchmuskeln und die Muskeln an der Innenseite der Oberschenkel sind die ganze Zeit über angespannt. So halten Sie leichter das Gleichgewicht.
- Fixieren Sie den Horizont.

VARIANTEN

Probleme mit dem Gleichgewicht? Halten Sie sich fest, zum Beispiel an einer Stuhllehne. Aber lehnen Sie sich nicht dagegen.

Schwierigkeiten damit, die großen Zehen auf der Matte zu halten? Stecken Sie sich einen kleinen Ball zwischen die Füße direkt unter die Knöchel.

Auch beim Senken der Fersen gilt: Denken Sie an das Gefühl, dass der Scheitelpunkt nach oben strebt.

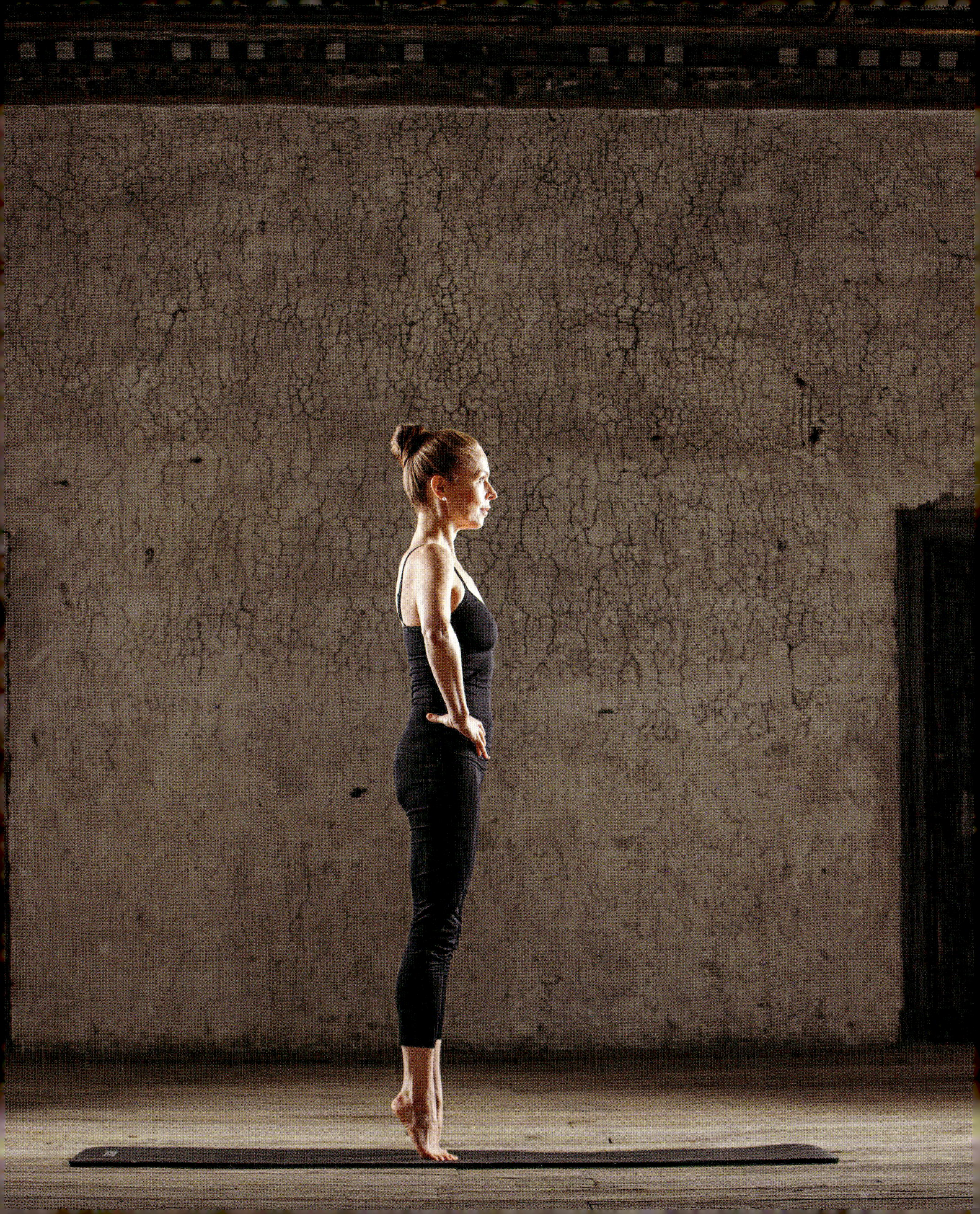

EINBEINIGE KNIEBEUGE

Das Knie beugen und strecken, auf einem Bein. • Stärkt Gleichgewicht, Beine und Körperzentrum. • Inspiriert von der Pilates-Übung *Footwork*, die auf dem Gerät *Reformer* ausgeführt wird.

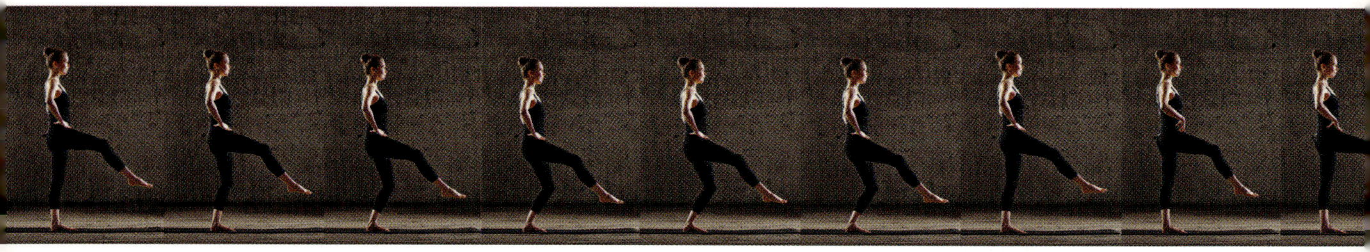

2 3 4

SO WIRD ES GEMACHT

1. Aufrecht hinstellen, die Fersen unterhalb der Sitzknochen. Die Hände ruhen auf den Hüften.
2. Das Gewicht auf ein Bein verlagern. Den anderen Fuß langsam anheben. Die Gesäßmuskeln sind angespannt und das Standbein ist absolut gerade. Den Körper strecken und spüren, dass das Becken jetzt parallel zum Boden ausgerichtet ist. Ausatmen.
3. Beim Einatmen das Knie des Standbeines etwas beugen.
4. Beim Ausatmen Gesäß- und Beinmuskeln anspannen und dabei das Standbein strecken.

Fünf- bis zehnmal mit jedem Bein wiederholen..

Konzentriere deinen Geist immer voll und ganz auf den Zweck der Übungen, wenn du sie ausführst.

J. Pilates

DENKEN SIE DARAN

- Halten Sie das Standbein gerade. Beim Beugen des Knies nicht die Hüfte nach außen drücken.
- Spüren Sie den Kontakt mit den Bauchmuskeln und den Muskeln an der Innenseite des Oberschenkels. Das hilft beim Halten des Gleichgewichts.
- Halten Sie beide Seiten der Taille gerade.
- Das Knie darf nicht nach innen knicken, sondern wird gerade über dem großen Zeh gebeugt.
- Das Gewicht liegt auf der gesamten Fußsohle.
- Beim Strecken des Beines die Fußsohle auf den Boden drücken, um Kraft und Gleichgewicht zu steigern.

VARIANTEN

Probleme mit dem Gleichgewicht? Stützen Sie sich mit einer Hand leicht auf einem Stuhl ab.

Tipps: Gleichgewichtsübungen sind auf dem Fußboden einfacher als auf der Matte.

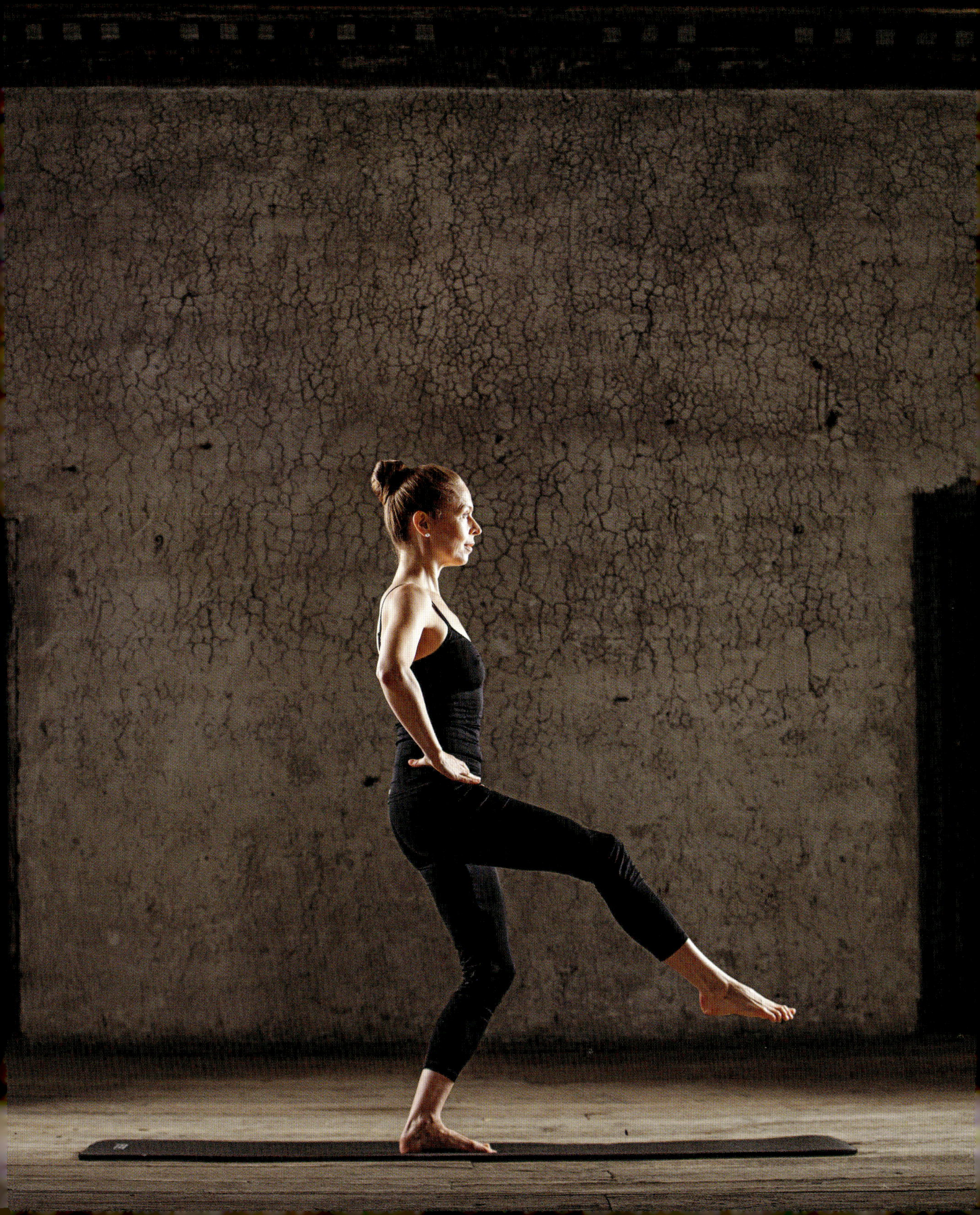

OBERKÖRPERDREHUNG

Im Sitzen und mit ausgestreckten Armen den Oberkörper in der Taille drehen.
• Trainiert Rücken und Bauch. • Eine Variante der Pilates-Übung *Spine Twist*.

SO WIRD ES GEMACHT

1. Mit überkreuzten Beinen auf den Boden setzen, der Haltung wegen am besten auf ein dicken Buch.
2. Die Arme schräg zur Seite halten, die Handflächen nach unten. Die Fingerspitzen sollten aus den Augenwinkeln heraus zu sehen sein. Einatmen.
3. Beim Ausatmen die Bauchmuskeln anspannen und in Richtung Wirbelsäule ziehen und dann nur den Oberkörper zu einer Seite drehen. Blick und Kopf folgen. Den Körper gerade nach oben strecken.
4. Beim selben Ausatmen versuchen, mithilfe der Bauchmuskeln zweimal noch etwas weiter in die Drehung zu kommen. Die ganze Zeit über den Körper gerade nach oben strecken.
5. Beim Einatmen den Oberkörper in die Ausgangsposition drehen.

Zur anderen Seite drehen.

Insgesamt dreimal wiederholen.

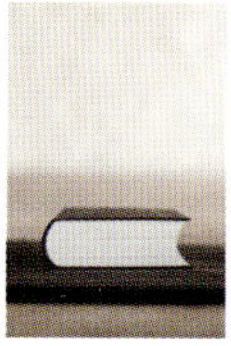

Für eine aufrechtere Haltung – sitzen Sie auf einem Buch.

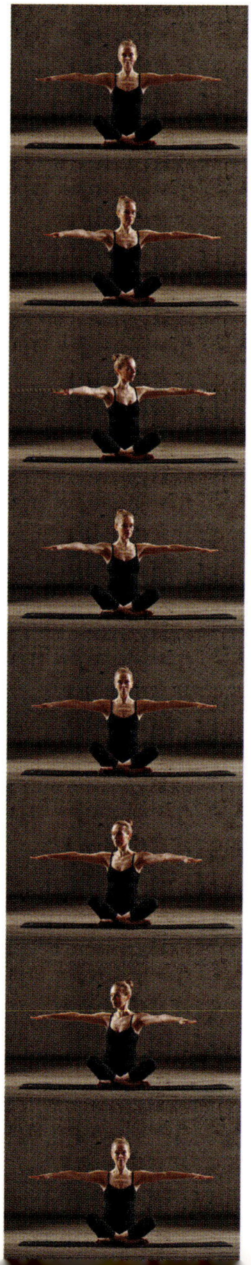

DENKEN SIE DARAN

- Sie sollten das Gefühl haben, dass Sie sich nach oben schrauben und umso länger werden, je weiter Sie sich drehen.
- Sitzen Sie so aufrecht, als ob Sie eine Wand im Rücken hätten.
- Sitzen Sie stabil auf beiden Sitzknochen, um eine Neigung beim Drehen zu vermeiden. Das Kinn ist stets parallel zum Boden.
- Die Oberkörperdrehung beginnt tief unten in der Wirbelsäule und pflanzt sich nach oben fort.
- Um die Schultern zu entspannen: Stellen Sie sich vor, Ihre Arme ruhen auf einem Tisch.
- Achten Sie beim Vertiefen der Drehung darauf, tief auszuatmen. Stellen Sie sich vor, Sie „wringen" Ihre Taille wie ein Tuch aus.

VARIANTEN

Probleme beim Sitzen mit gekreuzten Beinen? Führen Sie die Übung im Kniestand aus.

Schwierig, die Arme ausgestreckt zu halten? Kreuzen Sie sie vor der Brust, die Hände auf den Schultern.

Die Oberkörperdrehung ist eine wichtige Bewegung, im Alltag und bei vielen Sportarten.

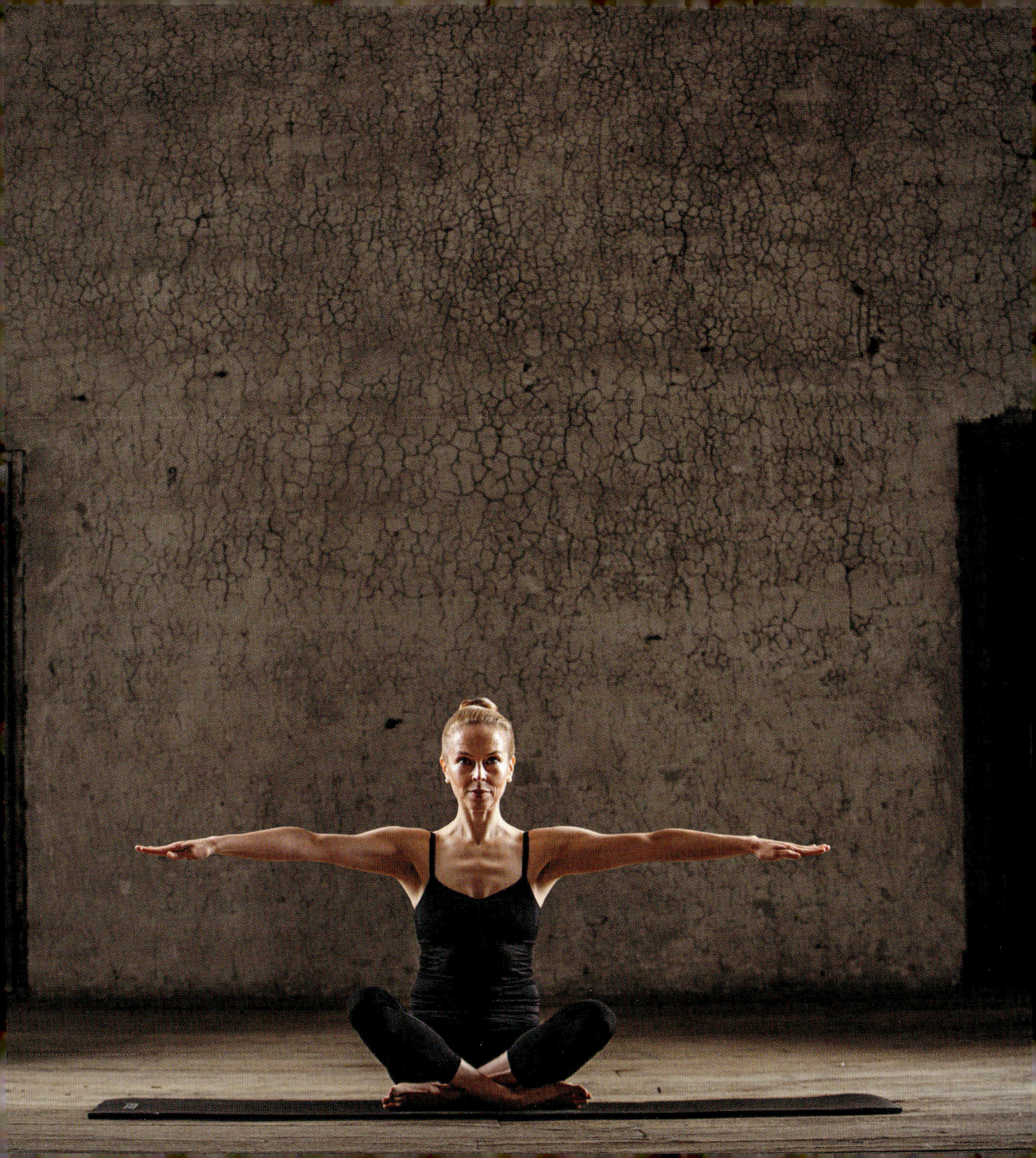

BAUCHMUSKELN SPÜREN

Aus der Rückenlage. Den Oberkörper mithilfe der Bauchmuskeln nach oben rollen. • Hilft, die Bauchmuskeln zu spüren und zu stärken.

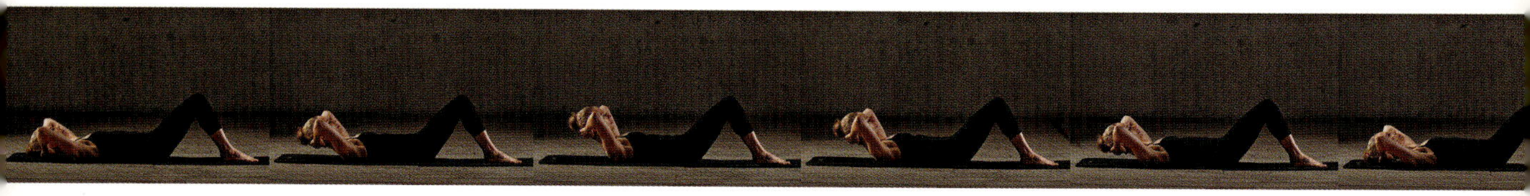

1 — 3 — 4 — 5 →

SO WIRD ES GEMACHT

1. Rückenlage, die angewinkelten Beine leicht gespreizt. Den Hinterkopf in den verschränkten Händen ruhen lassen. Die Daumen am Nacken entlang nach unten halten, die Ellenbogen schräg nach oben. Spüren Sie, dass der Rücken langgestreckt ist, der Brustkorb fest auf der Matte ruht und das Becken stabil liegt. Ausatmen.
2. Beim Einatmen den Blick senken.
3. Beim Ausatmen mithilfe der Bauchmuskeln langsam von der Matte nach oben rollen: die Rippen bewegen sich in Richtung Hüftknochen. Der Bereich zwischen den Schulterblättern wird auf die Matte gedrückt. Das Becken liegt still – im Lendenbereich verändert sich nichts.
4. In hochgerollter Position bleiben, einatmen und die Rückseite des Brustkorbes noch ein wenig mehr auf die Matte pressen.
5. Beim Ausatmen auf die Matte zurückrollen, Wirbel für Wirbel, mit Widerstand in den Bauchmuskeln.

Fünf- bis zehnmal wiederholen.

DENKEN SIE DARAN

- Becken während der gesamten Übung stillhalten. Gesäßmuskeln nicht anspannen.
- Den Kopf nie mit den Händen nach vorn ziehen. Stellen Sie sich vor, die unterste Rippe etwas mehr zur Unterlage hin anzuwinkeln, um sich hochzurollen.
- Den Nacken nur so weit beugen, als hielten Sie eine Orange unter dem Kinn fest.
- Die Gesäßmuskeln nicht anspannen.
- Dies sind KEINE Situps. Der gesamte Fokus liegt auf den Bauchmuskeln und die Übung wird die ganze Zeit über kontrolliert ausgeführt.

VARIANTEN

Bei der letzten Wiederholung innehalten und einatmen. Mit zehn kurzen Stößen ausatmen und sich bei jedem Mal vorstellen, die Bauchmuskeln immer noch etwas weiter zusammenzuziehen. Lassen Sie sich dabei von der Atmung unterstützen. Achtung: Dies ist keine schaukelnde Bewegung im Körper, sondern eher so, als würden Sie ein Korsett schnüren.

Hier arbeiten die Bauchmuskeln, nicht der Nacken.

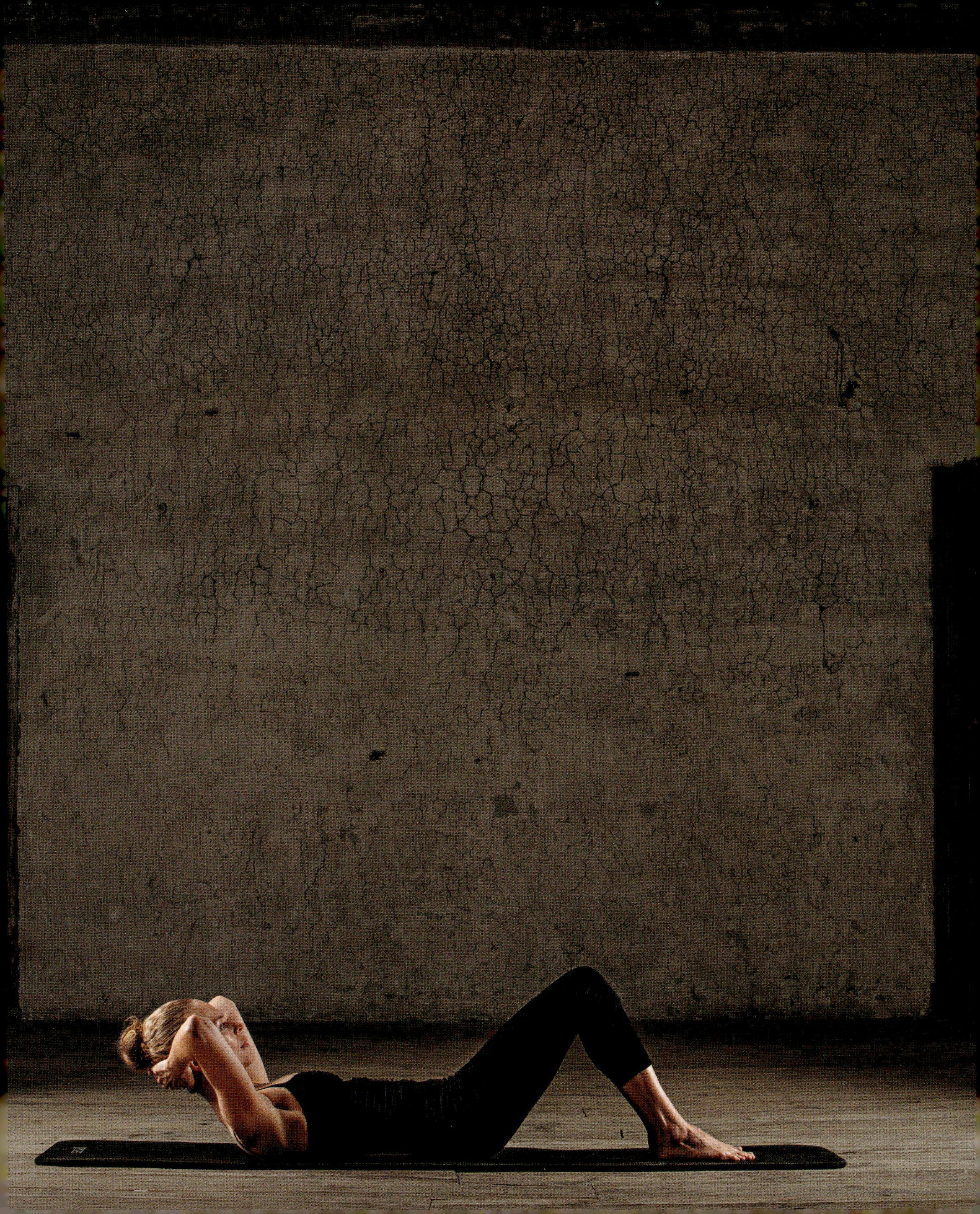

SCHRÄGE BAUCHMUSKELN

Aus der Rückenlage. Die Brustwirbelsäule diagonal hochrollen, die Hände hinter dem Kopf. • Trainiert die schrägen Bauchmuskeln, d. h. die Taille. • Inspiriert von der Pilates-Übung *Criss Cross* (siehe großes Bild).

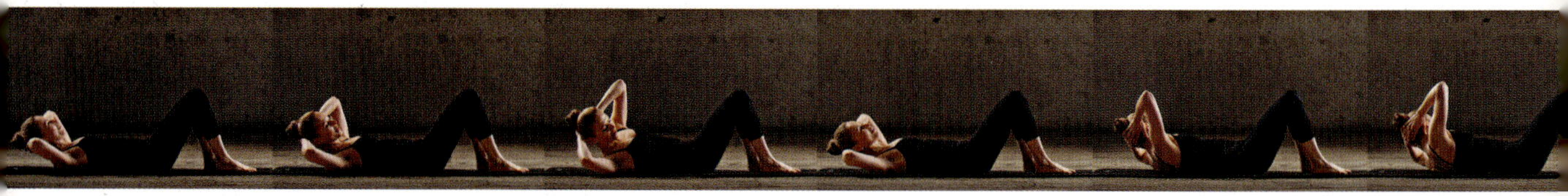

SO WIRD ES GEMACHT

1. Rückenlage, mit angewinkelten Beinen. Den vorgewölbten Teil des Hinterkopfes in den verschränkten Händen ruhen lassen. Die Daumen am Nacken entlang nach unten halten. Spüren Sie, dass der Rücken langgestreckt ist, der Brustkorb auf der Matte ruht und das Becken stabil liegt. Den Blick senken. Einatmen.
2. Beim Ausatmen die Wirbelsäule in die Diagonale aufrollen. Der Blick geht schräg an der Hüfte vorbei. Die Rippen nach unten/hinten auf die Matte drücken und gleichzeitig die Drehung noch etwas verstärken.
3. Beim Einatmen mit den Bauchmuskeln gegenhalten und Wirbel für Wirbel wieder auf die Matte abrollen, bis schließlich der Kopf wieder auf der Matte liegt.
4. In die andere Richtung wiederholen.

Fünfmal wiederholen.

DENKEN SIE DARAN

- Den Kopf nicht nach vorn ziehen. Die Bauchmuskeln sollen arbeiten. Die Drehung erfolgt im Oberkörper.
- Das Gefühl von Länge in der gesamten Wirbelsäule aufrechterhalten, auch im Nacken.
- Diese Übung soll sich etwas „zäh" anfühlen. Beim Drehen auf eine Seite sollen Sie dort ein kleines „Zwicken" in der Taille verspüren.
- Das Becken liegt die ganze Zeit stabil. (Obwohl die Hüfte, aus der die Drehung erfolgt, etwas nach oben strebt.)

VARIANTEN

Zu leicht? Behalten Sie die nach oben gerollte Position die ganze Zeit bei und drehen Sie sich von einer Seite zur anderen, ohne den Kopf zwischen den Wiederholungen auf die Matte zu legen. Versuchen Sie, bei jedem Seitenwechsel die Rundung des Körpers weiter zu verstärken.

Stellen Sie sich Ihre Taille wie ein feuchtes Tuch vor, dass Sie auswringen wollen. Auf dem Bild sehen Sie die Originalübung Criss Cross.

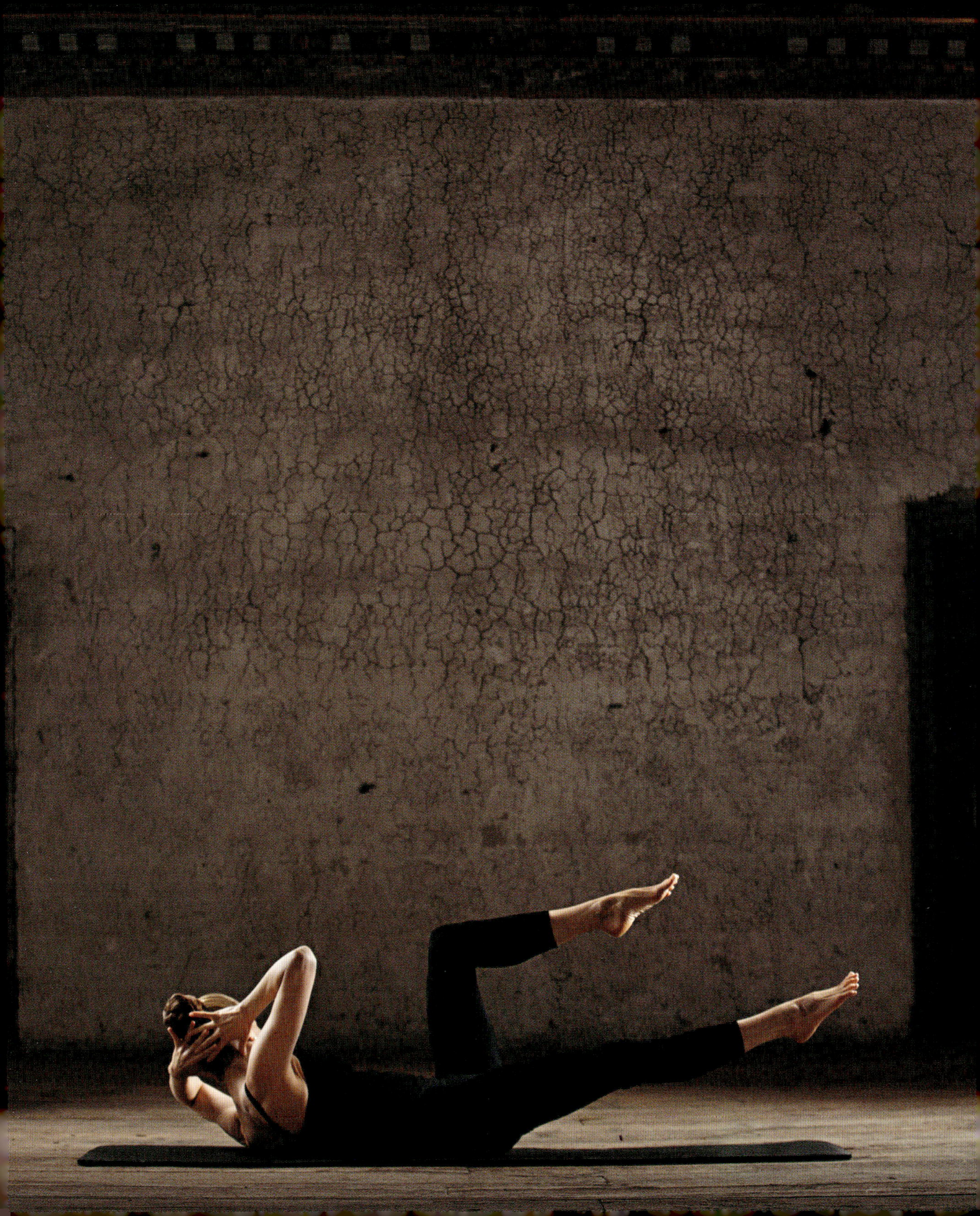

ZEHENTIPPEN

Rückenlage mit angehobenen Beinen. Jeweils ein Fuß tippt kurz auf die Matte. • Stabilisiert den Oberkörper, trainiert die Bauchmuskeln.

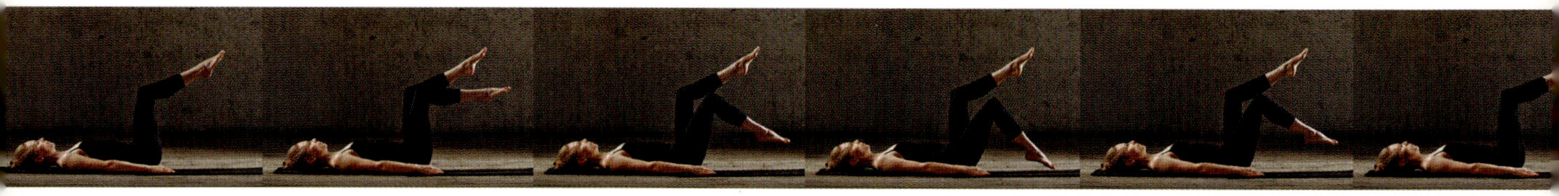

2 3 4

SO WIRD ES GEMACHT

1. Rückenlage, beide Füße auf dem Boden. Die Bauchmuskeln anspannen, sodass sie in Richtung Wirbelsäule sinken. Stellen Sie sich vor, dass Ihre unterste Rippe und Ihr Hüftkamm Kontakt haben. Einatmen.
2. Beim Ausatmen die Beine nacheinander hochheben – Hüften und Waden bilden einen Winkel von etwa 90°. Einatmen.
3. Beim Ausatmen einen Fuß auf die Matte senken, den Winkel im Kniegelenk beibehalten, nur so weit, wie die Bauchmuskeln den Lendenrücken stabil halten können.
4. Beim Einatmen das Bein in die Ausgangsposition zurückführen.
5. Mit dem anderen Bein wiederholen.

Fünfmal wiederholen.

Zum Abschluss: Anspannung der Bauchmuskeln halten und Füße nacheinander auf die Matte setzen.

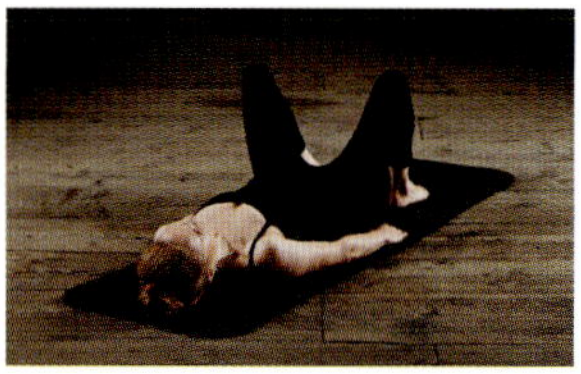

Variante, mit der Sie die tiefen Rücken- und Bauchmuskeln trainieren.

DENKEN SIE DARAN

- Nur das Hüftgelenk bewegt sich.
- Man soll nicht mit den Zehen die Matte erreichen, sondern Lendenwirbelsäule und Becken gegenüber den Beinbewegungen stabil halten.
- Die gesamte Brustwirbelsäule liegt fest auf der Matte. Mit den Bauchmuskeln arbeiten.

VARIANTEN

Zu instabil? Die Füße auf der Matte lassen und einen Fuß nach dem anderen leicht an heben. Auch hier mit einem stabilen Becken arbeiten.

Tiefere Muskeln erreichen? Mit den Füßen auf der Matte die Knie abwechselnd auf die Seite fallen lassen. Den Körper mit den Bauchmuskeln der gegenüberliegenden Seite stabilisieren (siehe Bild links).

MACHE ICH ES RICHTIG?

Legen Sie die Hände auf Ihre Hüftkämme, die Finger zeigen zum Bauchnabel. Beim Anspannen der Bauchmuskeln sollten Sie fühlen, wie die Bauchdecke einsinkt.

Entspannen Sie Kiefer-, Nacken- und Schulterpartie. Wenn Ihr Kopf zu sehr nach hinten kippt, legen Sie sich ein Taschenbuch darunter. Die Nasenspitze zeigt zur Decke.

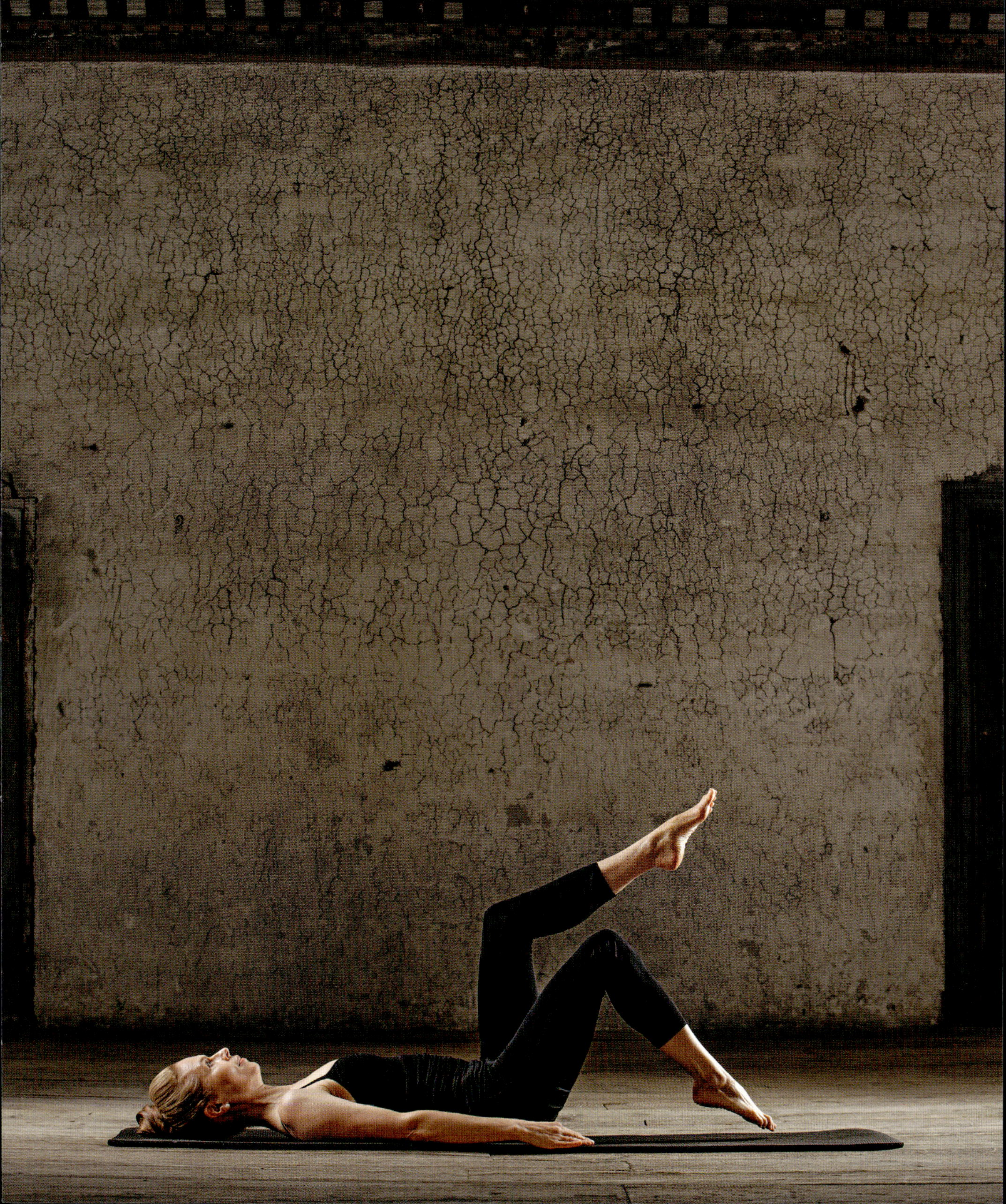

DIE HUNDERT

In Rückenlage in hochgerollter Position mit stabilem Körper hundert Pendelbewegungen mit den Armen ausführen. • Stärkt die Bauchmuskeln, intensiviert die Atmung. • Pilates-Übung *The Hundred.*

SO WIRD ES GEMACHT

1. Rückenlage, beide Füßen auf dem Boden. Die Bauchmuskeln anspannen, sodass sie zur Wirbelsäule hin einsinken. Einatmen.
2. Beim Ausatmen die Beine nacheinander hochheben, sodass Hüften und Waden einen Winkel von etwa 90° bilden. Einatmen.
3. Beim Ausatmen den Blick senken und die Wirbelsäule nach oben rollen. Die Arme nach vorn strecken und sie dem Hochrollen folgen lassen, sodass sie sich etwas über Schulterhöhe von der Matte abheben.
4. Mit den durchgestreckten Armen kleine Pendelbewegungen nach oben und unten ausführen. Die Bewegung geht von den Schultergelenken aus. Der Körper ist stabil. Die Rundung der Wirbelsäule beibehalten.
5. Fünf Pendelbewegungen lang ruhig einatmen, dann fünf Pendelbewegungen lang ausatmen.
6. Führen Sie insgesamt 100 Pendelbewegungen aus.
7. Halten, einatmen. Die Arme zur Seite führen und die Wirbelsäule abrollen, dabei mit den Bauchmuskeln abbremsen. Einen Fuß nach dem anderen aufsetzen.

DENKEN SIE DARAN

Die Bauchmuskeln ziehen sich zusammen und sinken in Richtung Wirbelsäule ein, d. h. kein Hohlkreuz bilden.

Die Schultern weit von den Ohren entfernt halten.

Vertiefen Sie die ganze Zeit über das Hochrollen und halten Sie den Körper beim Pendeln der Arme stabil.

VARIANTEN

Führen Sie weniger Pendelbewegungen durch.

Zu schwer für die Bauchmuskeln? Stellen Sie die Füße auf dem Boden auf.

Zu schwer für den Nacken? Arbeiten Sie jeweils nur mit einem Arm und halten Sie den anderen als Stütze hinter dem Nacken.

Zu einfach? Strecken Sie die Beine. Je länger Sie aushalten, desto schwerer wird es. Denken Sie daran, dass Sie dennoch die Lendenwirbelsäule immer in der gleichen Position halten müssen.

Versuchen Sie, die Wirbelsäule gut hochzurollen. So wird es leichter, eine gute Position für den Nacken zu finden.

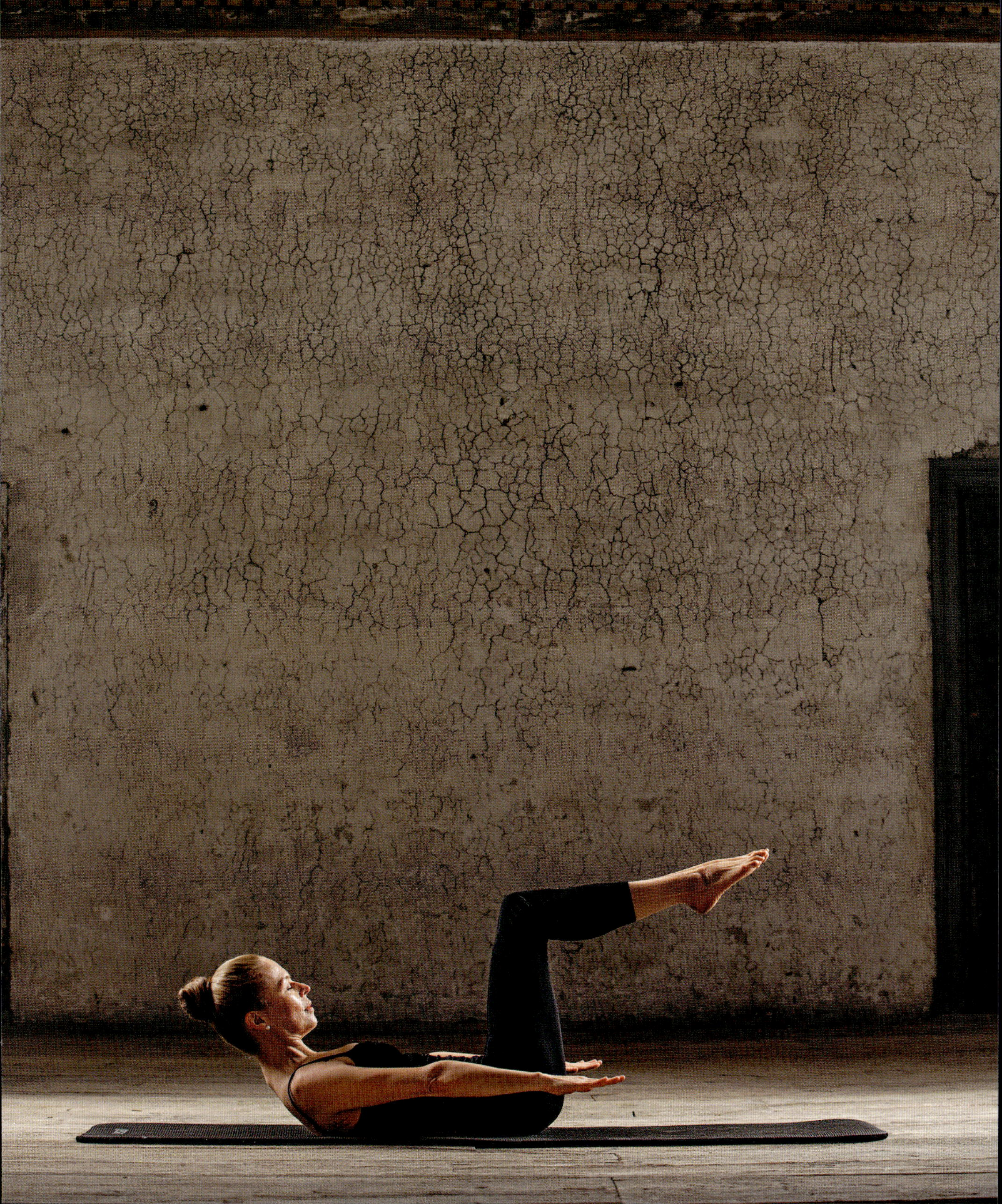

BEINEHEBEN

In Bauchlage, verlängern und jeweils ein Bein anheben. Der Körper wird stabil gehalten. • Trainiert die Körpermitte und das Gesäß. • Vorbereitung zur Pilates-Übung *Swimming*.

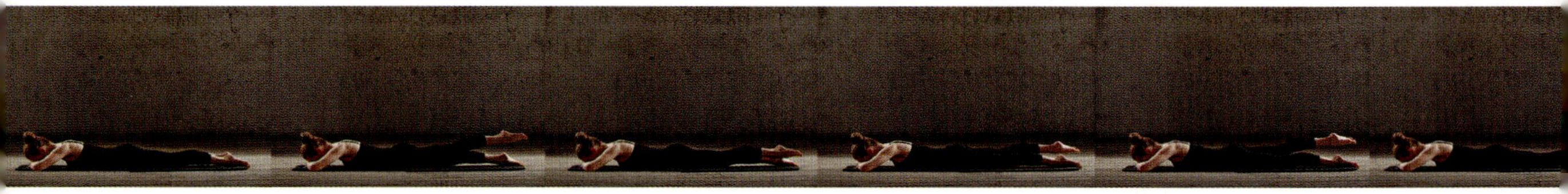

1 2 3 4

SO WIRD ES GEMACHT

1. In Bauchlage mit der Stirn auf dem Handrücken liegen. Die Beine leicht gespreizt, die Fersen zeigen ein wenig zueinander. Die Bauchmuskeln zur Wirbelsäule hin einziehen. Einatmen.

2. Beim Ausatmen den Körper verlängern und ein durchgestrecktes Bein durch Anspannen des Gesäßmuskels und Öffnen der Hüfte zur Matte hin anheben. Sie sollten die ganze Zeit das Gefühl haben, dass die Zehen vom Kopf wegstreben.

3. Das Bein senken, mit dem Gesäßmuskel abbremsen.

4. Bein wechseln.

Insgesamt zwanzigmal wiederholen.

Ein Körper frei von nervösen Spannungen und Müdigkeit ist das ideale natürliche Gehäuse für einen ausgeglichenen Geist, der all den komplexen Problemen des modernen Lebens erfolgreich begegnen kann.

J. Pilates

DENKEN SIE DARAN

- Ziehen Sie beim Anheben des Beins die Kniescheibe mit den Muskeln auf der Vorderseite des Oberschenkels nach oben, um die Streckung beizubehalten.
- Das Bein darf nie so hoch angehoben werden, dass sich dies auf die Lendenwirbelsäule auswirkt. Stellen Sie sich eher eine Verlängerung als ein Anheben vor.
- Spannen Sie die Bauchmuskeln die ganze Zeit in Richtung Wirbelsäule an.
- Spüren Sie die Verlängerung im ganzen Körper, vom Kopf bis zu den Zehen.
- Der Körper muss die ganze Zeit gegenüber den Bewegungen des Beines stabil sein.

VARIANTEN

Beherrschen Sie die Technik? Verlängern Sie den Körper und heben Sie beide Beine leicht von der Matte ab. Pendeln Sie nun abwechselnd mit den durchgestreckten Beinen nach oben und unten, ohne sie auf die Matte aufzulegen. Halten Sie den Körper stabil. Atmen Sie ruhig.

Verlängerung, Verlängerung, Verlängerung.

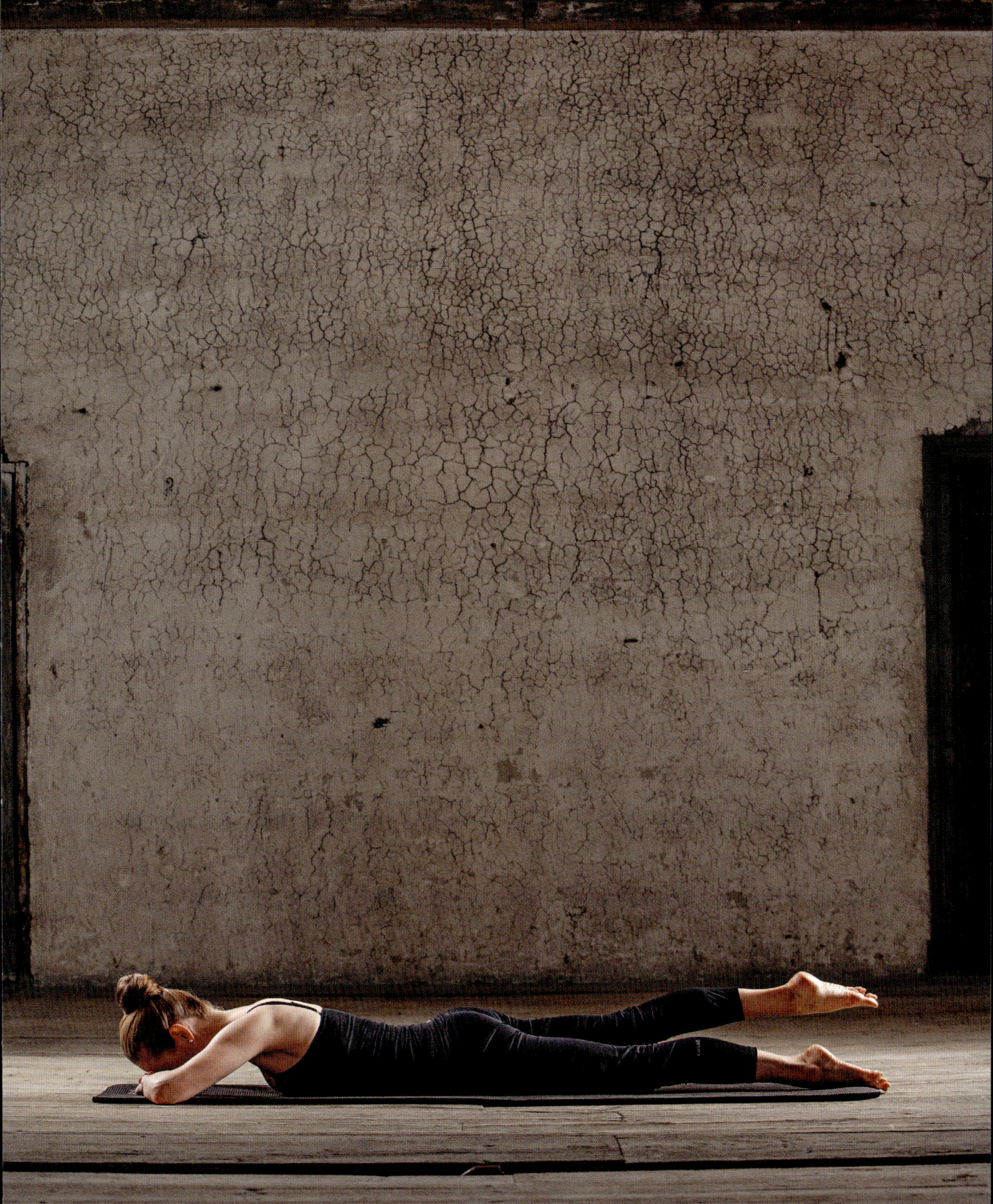

SCHWIMMEN

Im Vierfüßlerstand jeweils einen Arm und das entgegengesetzte Bein anheben, während der Körper stabil gehalten wird. • Trainiert den gesamten Körper. • Vorbereitung für die Pilates-Übung *Swimming*.

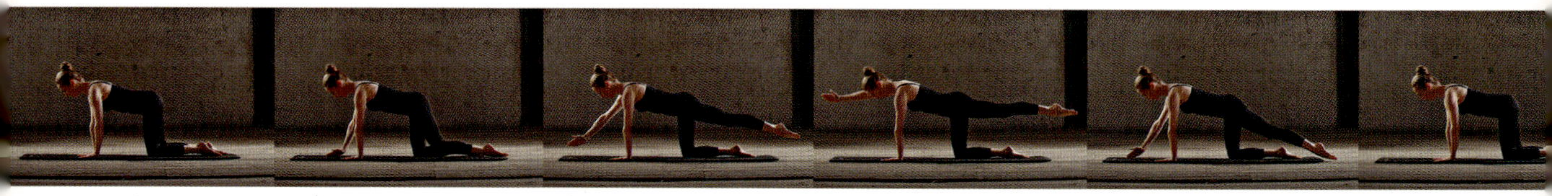

1 — 3 — 4 — 5 — 6

SO WIRD ES GEMACHT

1. Im Vierfüßlerstand, mit den Händen gerade unter den Schultern und den Knien unter den Hüften. Gewicht gleichmäßig verteilen. Handflächen mit gespreizten Fingern fest auf die Unterlage drücken Nacken und Wirbelsäule sind in einer Linie.
2. Entscheiden, welcher Arm und welches Bein angehoben werden soll. Darauf achten, dass der Arm und das Bein, die auf der Matte bleiben, eine stabile Diagonale bilden. Einatmen.
3. Beim Ausatmen den Arm und das entgegengesetzte Bein über der Matte soweit wie möglich strecken. Dann langsam hochheben: Zehen und Fingerspitzen streben in die entgegengesetzte Richtung. Der Daumen ist nach oben gerichtet.
4. Verlängerung und Gleichgewicht halten. Einatmen.
5. Beim Ausatmen Arm und Bein kontrolliert in die Ausgangsposition senken.
6. Beim Einatmen durch Erspüren der neuen Stützdiagonale auf das nächste Anheben vorbereiten.

Fünfmal wiederholen.

DENKEN SIE DARAN

- Das Ziel ist nicht, Arm und Bein so weit wie möglich anzuheben. Heben Sie sie nur so hoch, wie Sie den Körper stabil halten können. Sie dürfen nicht in der Körpermitte durchhängen oder sich zu einer Seite neigen.
- Besonders am Anfang neigt man dazu, den Körper bei dieser Übung zu drehen. Um das zu vermeiden, stellen Sie sich vor, dass Sie kleine Lampen auf den Schultern und den Hüften haben, die direkt auf die Matte herunter leuchten.

VARIANTEN

Schmerzen in den Knien? Machen Sie die Übung stattdessen in Bauchlage. Gerade, lange Beine, die Stirn auf einem kleinen Kissen ruhend und die Arme schulterbreit gerade nach vorn gestreckt. Die Beine sind leicht gespreizt, die Fersen zeigen ein wenig zueinander. Im Übrigen führen Sie die Übung ab Punkt 2 wie in der Anleitung beschrieben durch. (Arme und Beine werden jedoch weniger angehoben.)

Eine etwas schwierigere Übung.

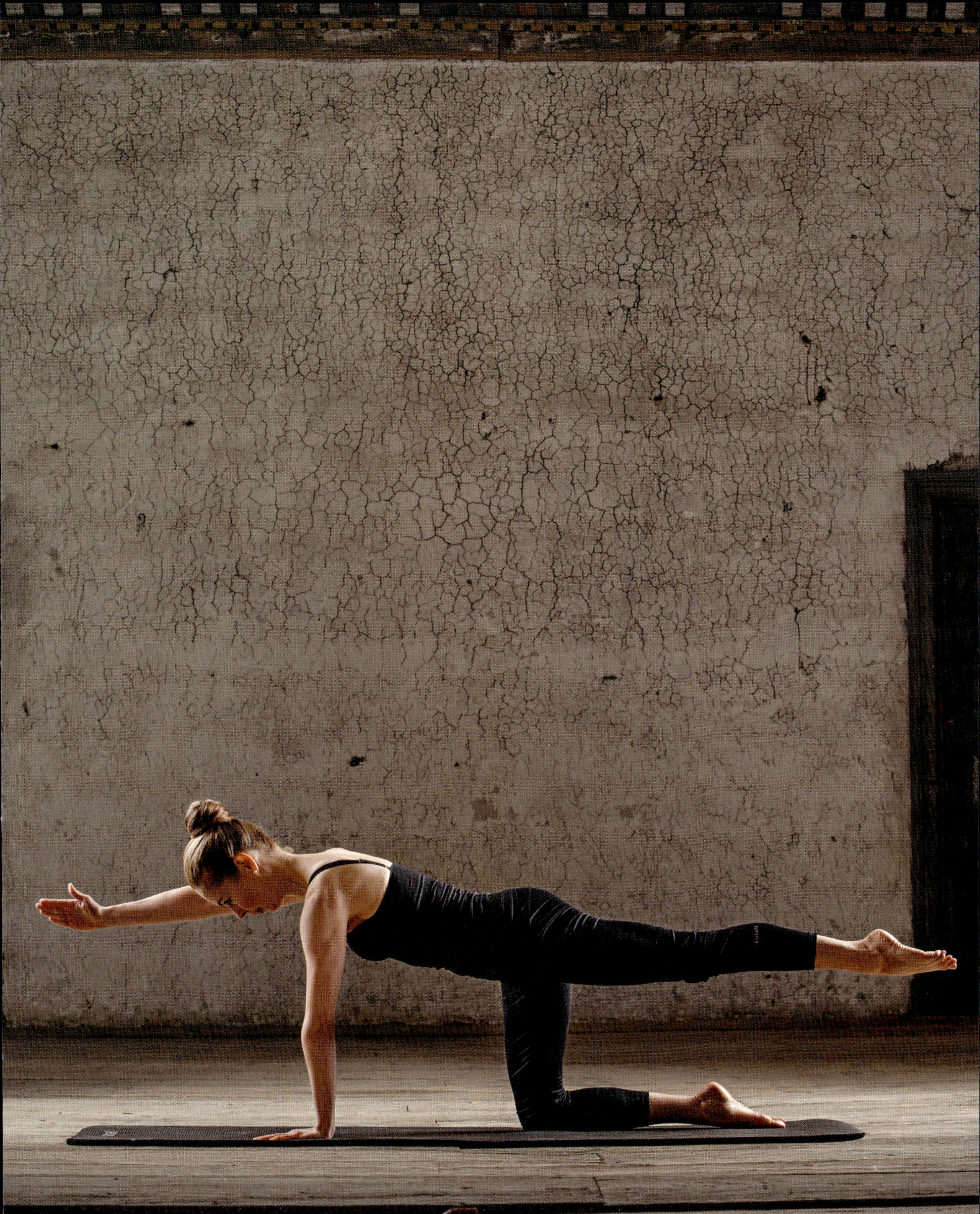

HÜFTHEBEN

Aus der Rückenlage mit angewinkelten Beinen die Hüfte anheben. • Stärkt die Gesäßmuskulatur und die Rückseite der Oberschenkel und verlängert die Vorderseite der Hüfte. • Vorbereitung für die Pilates-Übung *Shoulder Bridge*.

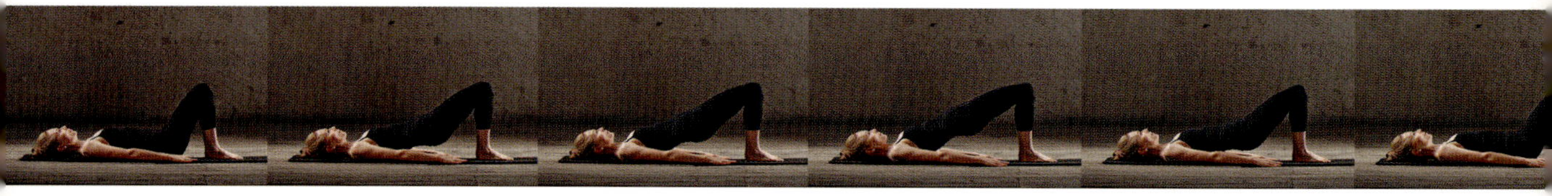

1 — 2 — 3 — 4 →

SO WIRD ES GEMACHT

1. In Rückenlage mit angewinkelten Beinen. Die Fersen befinden sich in einer Linie mit den Sitzknochen, die Füße stehen stabil auf der Matte, ein Stück vom Gesäß entfernt. Einatmen.
2. Beim Ausatmen die Füße fest auf die Matte drücken und gleichzeitig die Hüfte nach oben ziehen. Die Gesäßmuskeln anspannen. Der Körper bildet eine gerade Linie von den Schultern bis zu den Knien.
3. Halten. Die Muskeln sind weiter gespannt. Den Körper über die Knie hinaus verlängern. Einatmen.
4. Beim Ausatmen die Hüfte senken und mit gerader Wirbelsäule wieder die Ausgangshaltung einnehmen.

Zehnmal wiederholen.

DENKEN SIE DARAN

- Ganze Fußsohle bis zum großen Zeh auf die Matte pressen, die Knie stabil halten.
- Beim Anheben die Hüfte hoch und den Brustkorb tief halten. Die Bauchmuskeln anspannen. Keinen Bogen bilden.
- Der Körperschwerpunkt liegt zwischen den Schulterblättern. In angehobener Position können Sie noch immer Ihren Kopf von der Matte heben.
- Fühlen Sie, wie sich Ihr Gesäß bei jedem Anheben zusammenzieht und beim Absenken entspannt.
- Die Wirbelsäule nicht hochrollen, sondern im Ganzen anheben.

VARIANTEN

Wollen Sie die Gesäßmuskulatur stärker trainieren? Die Hüfte angehoben halten. Beim Einatmen ein wenig senken und die Gesäßmuskulatur entspannen. Beim Ausatmen die Hüfte wieder nach oben drücken. Die Bewegung muss mit Widerstand erfolgen. Zehnmal wiederholen.

Der Körper ist gerade, von den Schultern bis zu den Knien. Konzentrieren Sie sich auf das Gesäß.

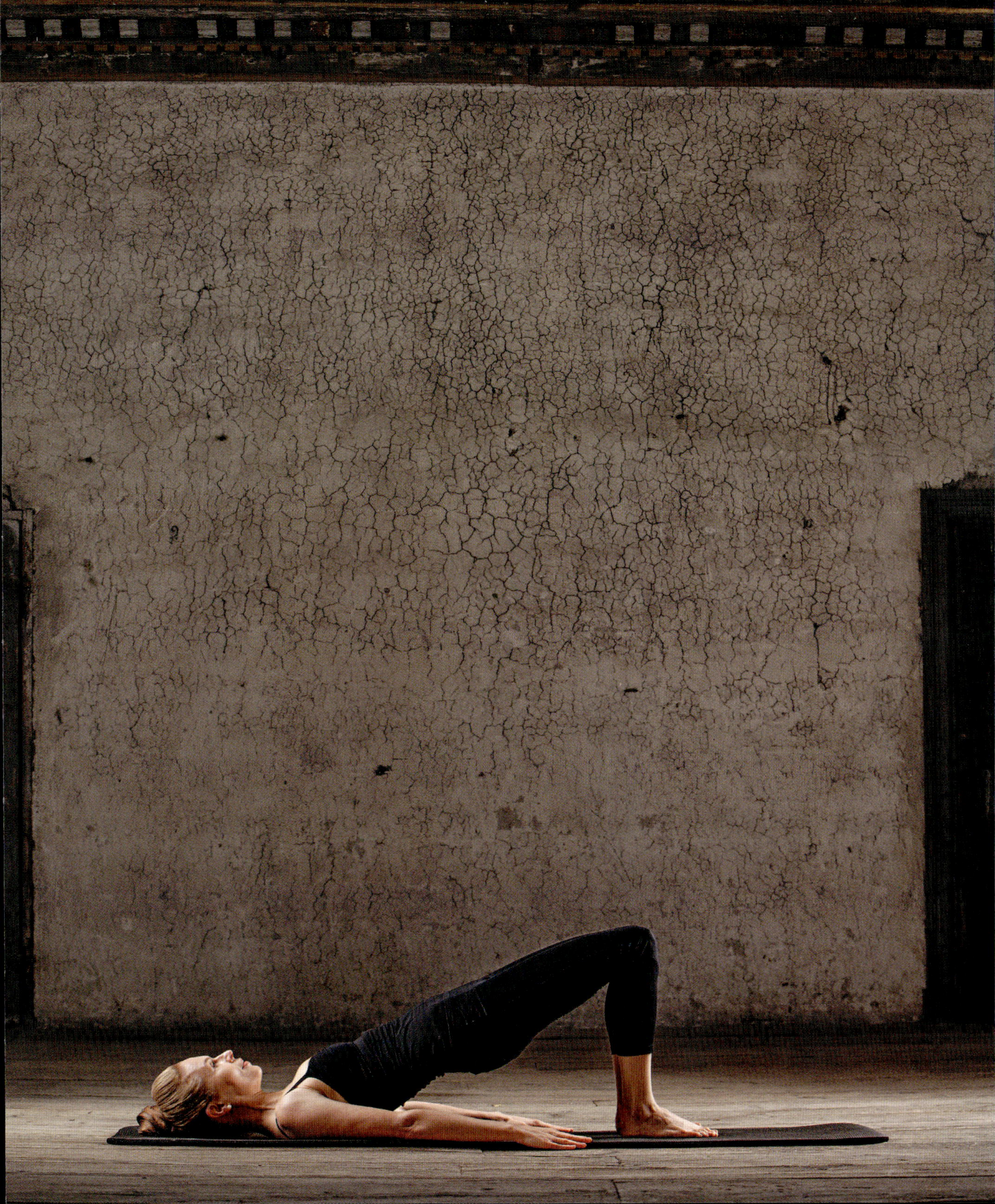

SEITENLAGE

Knieheben in Seitenlage. Die Beine sind angewinkelt, die Füße zusammen, in einer Linie mit dem Sitzknochen. • Trainiert das Körperzentrum und den großen Gesäßmuskel. Formt die Figur. • Inspiriert von Übungen auf dem Pilates-Gerät *Reformer*.

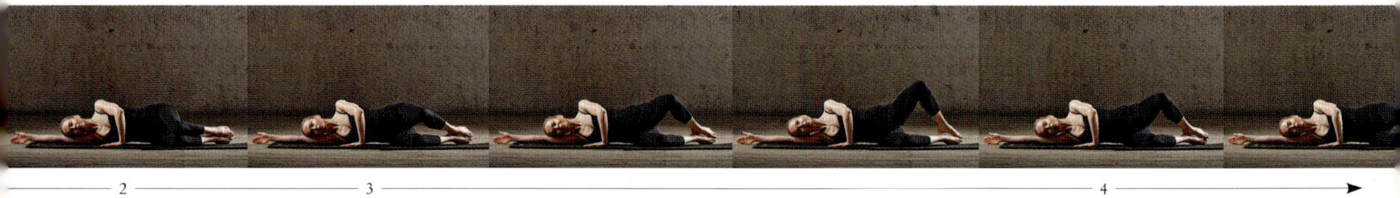

SO WIRD ES GEMACHT

1. In Seitenlage, die Beine angewinkelt, Hüfte und Knie etwa im Winkel von 90°. Der Körper ist gerade nach oben gerichtet, als ob er an einer Wand lehnt. Der Kopf ruht auf dem unteren Arm. Den oberen Arm auf der Matte vor dem Körper aufstützen.
2. Die Füße anziehen, die Fersen befinden sich unter den Sitzknochen. Einatmen.
3. Beim Ausatmen das obere Knie senkrecht nach oben anheben, die Füße bleiben zusammen. Die Gesäßmuskeln anspannen – vom Gesäß aus anheben. Stellen Sie sich vor, dass die Kniescheibe einen Viertelkreis zeichnet.
4. Beim Einatmen das Knie kontrolliert sinken lassen.
5. Danach sofort wieder anheben.

Zehnmal wiederholen.

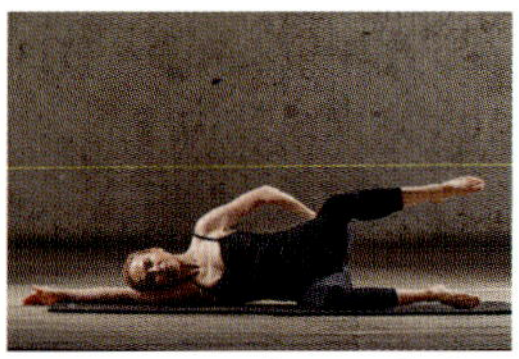

Eine Variante, mit der auch die Außenseite der Hüfte trainiert wird. Schwierig.

DENKEN SIE DARAN

- Der Oberkörper hält still: Bewegt sich ein Kühlschrank, wenn man die Tür öffnet?
- Keine Pause zwischen den Wiederholungen. Die Muskeln arbeiten die ganze Zeit, auch wenn das Bein gesenkt wird.
- Zug in die Bewegung bringen: Das Knie heben und senken, als ob ein Gewicht daran hängen würde.
- Die Körperhaltung ist aufrecht. Den Körper zwischen Scheitelpunkt und Sitzknochen verlängern, bei stabiler Körpermitte, beide Seiten der Taille gerade. Den Blick auf den Rand der Matte richten.

VARIANTEN

Liegt der Arm unter dem Kopf unbequem? Ein dickes Buch verwenden!

Wie trainiert man die Außenseite der Hüfte? Unterschenkel nach vorn ziehen, dann das ganze obere Bein anheben. Das Knie zeigt ein wenig in Richtung Boden, damit es das Anheben nicht anführt. Die Hand am Gesäß fühlt, ob der richtige Muskel arbeitet (siehe Bild links).

Hängt Ihr Kopf nach unten, dann können Sie ein kleines Kissen zwischen Arm und Kopf legen.

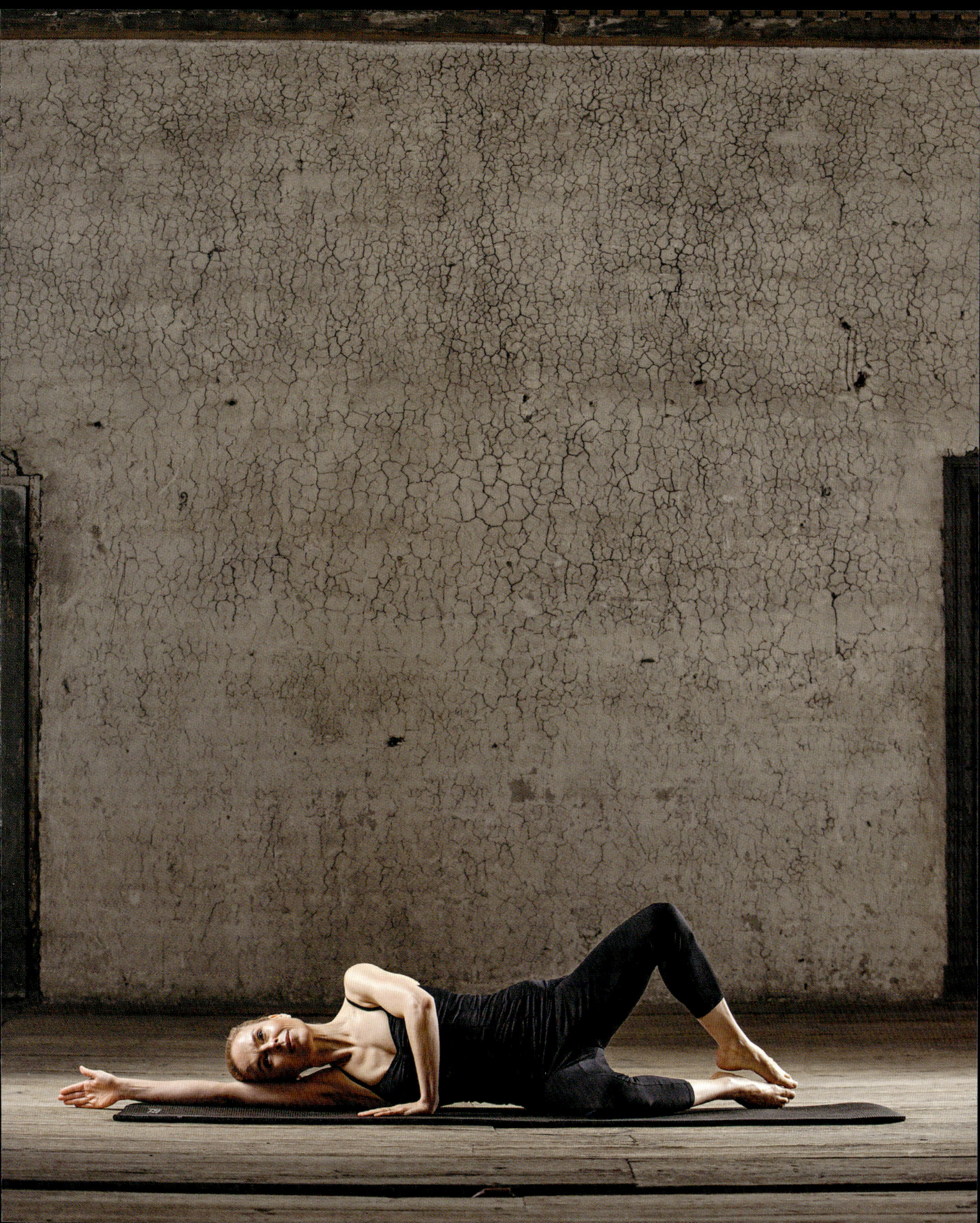

BRUSTSCHWIMMEN

Schwimmzüge mit Anheben des Oberkörpers. In Bauchlage mit ausgestreckten Beinen. • Stärkt den oberen Teil des Rückens. Trainiert Koordination und Bewegungsfluss. • Pilates-Übung *Breast Stroke*.

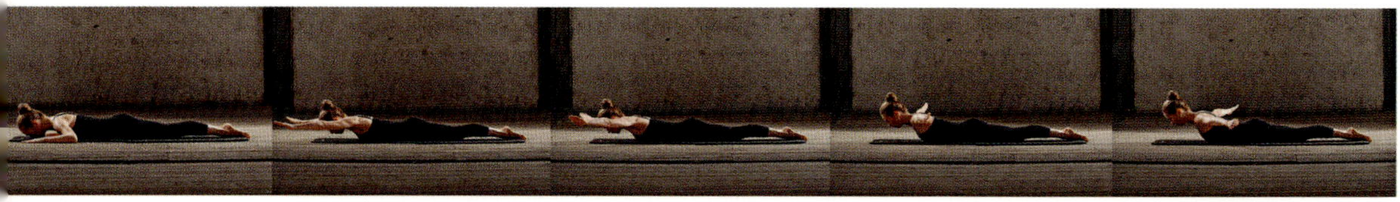

1 — 2 — 3 →

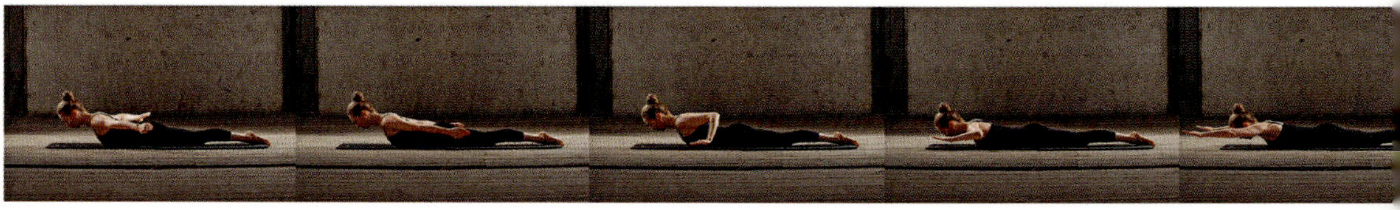

— 4 → — 2 →

SO WIRD ES GEMACHT

1. In Bauchlage auf der Matte. Gerade Beine. Arme angewinkelt in Schulterhöhe auf den Boden legen. Breite über der Schulter halten. Kopf und Zehen verlängern den Körper. Bauchmuskeln anspannen. Einatmen.
2. Beim Ausatmen Rücken etwas anheben. Arme schulterbreit, mit den Handflächen nach unten gerade nach vorne strecken. Den Blick auf die Matte richten. Langer Nacken!
3. Beim Einatmen den Rücken weiter anheben, Arme in einer Kreisbewegung gerade zu den Hüften führen. Verlängerung und Breite im Körper beibehalten. Den Kontakt der Schulterblätter spüren.
4. Beim Ausatmen Rücken bis kurz über dem Boden senken, gleichzeitig Arme wieder nach vorn strecken.

Fünf- bis zehnmal wiederholen.

Nach der letzten Wiederholung auf die Fersen setzen und den Rücken ausstrecken.

DENKEN SIE DARAN

- Die Bewegung erfolgt im oberen Rücken. Spüren Sie den Energiefluss von den Schulterblättern zu den Fingerspitzen.
- Bauchmuskeln zur Wirbelsäule ziehen, den unteren Rücken stabilisieren.
- Die ganze Bewegung ist ein ununterbrochener Ablauf, als ob Sie schwimmen.
- Die Füße ruhen schwer auf der Matte.
- Der Nacken verlängert die Wirbelsäule.

VARIANTEN

Probleme mit dem unteren Rücken? Die Beine leicht spreizen und den Oberkörper nicht so hoch heben.

Zu schwierig? Die Hände auf der Matte behalten und den Oberkörper nur wenig anheben. Ausgangsposition: siehe erstes Bild in der Serie oben.

Diese Übung sollen Sie im oberen Rücken spüren. Spüren Sie sie im Nacken? Halten Sie den Kopf so, dass der Nacken in einer Linie mit dem angehobenen Rücken ist.

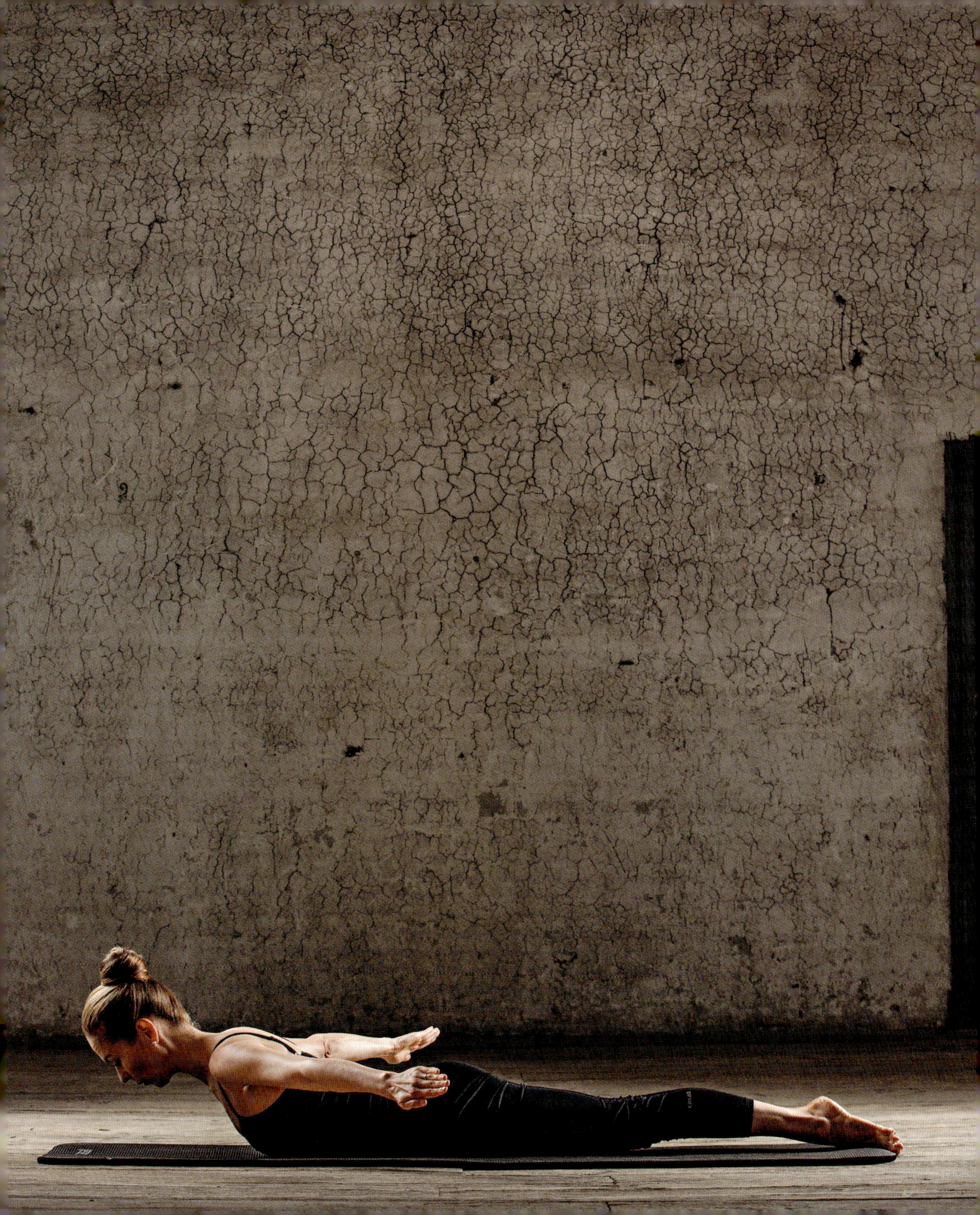

LIEGESTÜTZE

Liegestütze im Kniestand. • Trainiert Rücken, Bauch, Arme und Brustmuskulatur – eine Herausforderung für den ganzen Körper. • Inspiriert von der Pilates-Übung *Push Up*.

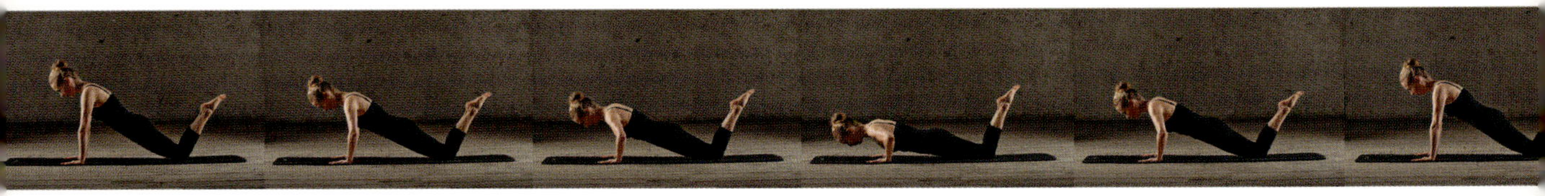

1 —— 2 —— 3 ——

SO WIRD ES GEMACHT

1. Im Vierfüßlerstand, die Beine zusammen. Die Hände nach vorne schieben und die Hüften senken, bis der Körper vom Kopf bis zu den Knien gerade ist und die Hände in einer Linie mit den Schultern auf dem Boden ruhen. Die Finger spreizen und das Gewicht auf die ganze Hand verteilen. Stellen Sie sich vor, Sie würden den Boden von sich wegdrücken, sodass sich die Schulter stabilisiert. Die Bauchmuskeln anspannen. Ausatmen.
2. Beim Einatmen die Ellenbogen beugen und den Körper zum Boden hin senken. So tief wie möglich unter Beibehaltung der Stabilität in Schultern und Körper senken. Halten.
3. Beim Ausatmen die Arme strecken.

Zehnmal wiederholen.

DENKEN SIE DARAN

- Die Herausforderung besteht darin, die Breite über Schlüsselbein und Rücken und die Bauchmuskeln angespannt zu halten. Der Brustkorb darf den Boden nicht berühren, auch wenn Sie die Arme beugen.
- Stellen Sie sich vor, dass Sie Kraft aus der Unterlage beziehen.

VARIANTEN

Bleiben Sie nicht stabil? Beugen Sie die Arme kaum oder gar nicht. Konzentrieren Sie sich auf Breite und Stabilität. Es bleibt ein Training.

Größere Herausforderung? Langsamer ausführen, besonders im Abschwung.

Unangenehm? Setzen Sie die Hände etwas näher oder weiter auseinander.

Zu schwer oder Schmerzen in den Knien? Machen Sie die Liegestütze stattdessen im Stehen, mit den Händen gegen eine Wand gelehnt.

Liegestütze sind eine fantastische Übung, die endlos variiert werden kann. An einer Wand, einem Tisch oder auf dem Fußboden. Im Stehen, auf den Knien oder mit geraden Beinen für die wirklich Starken. Oder wie hier auf dem Bild, mit einem angehobenen Bein.

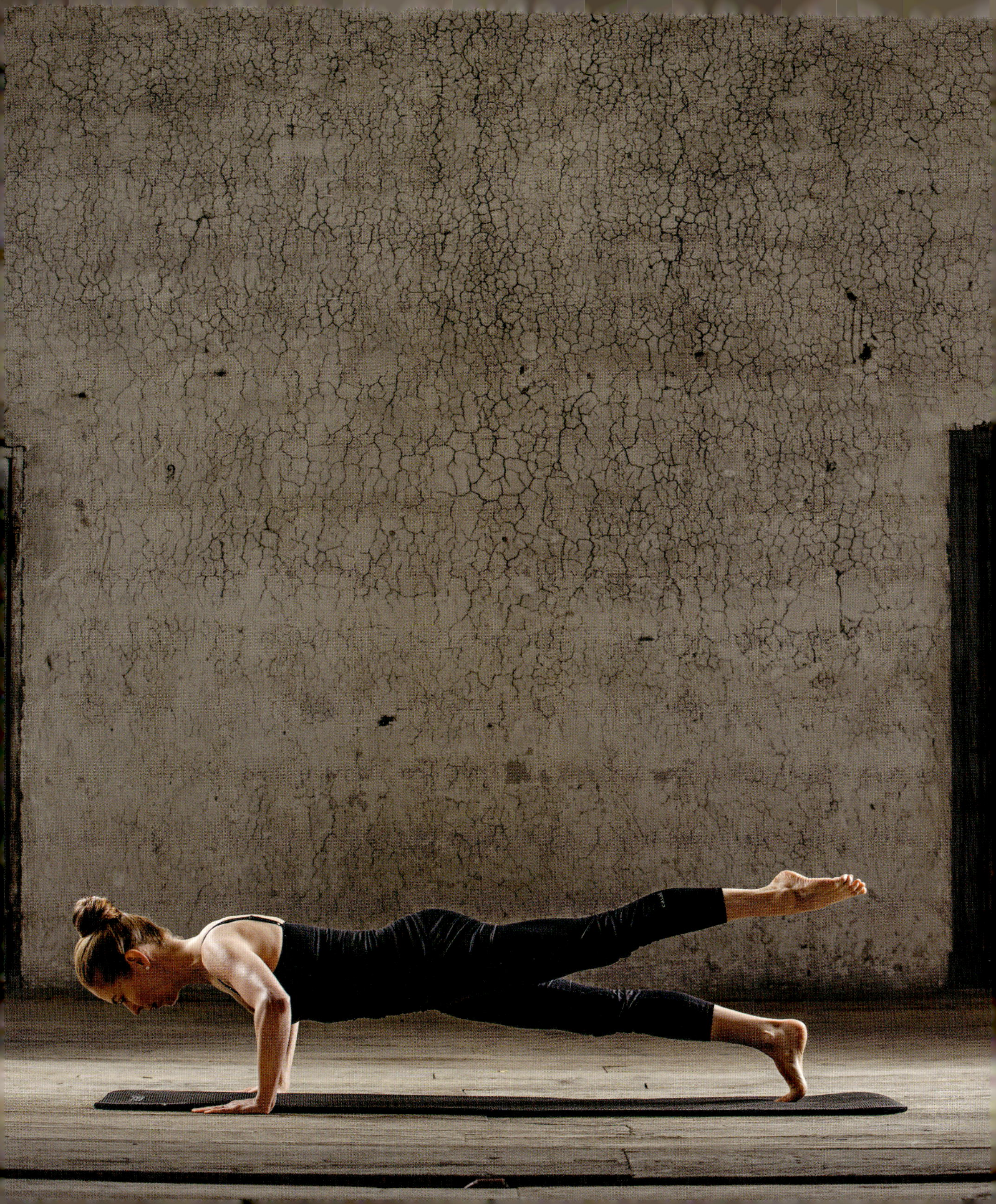

ZUSAMMENFASSUNG

ATMEN

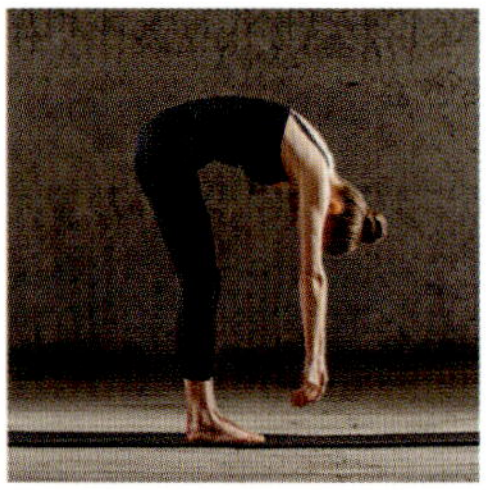

KNIEBEUGE

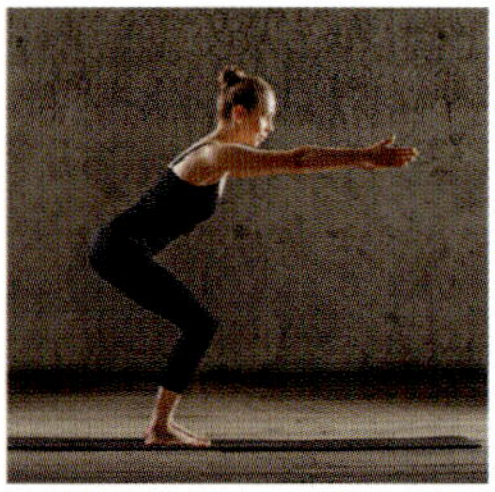

MEERJUNGFRAU

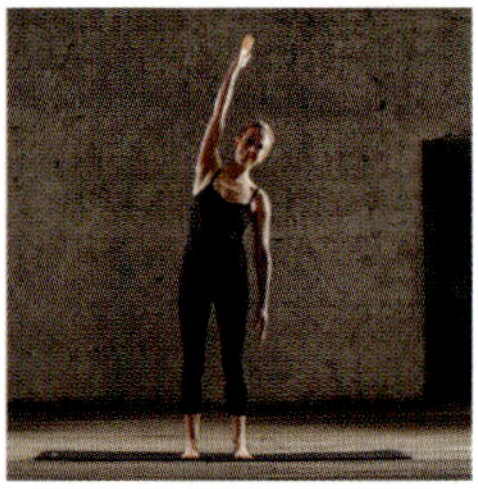

FERSEN HEBEN

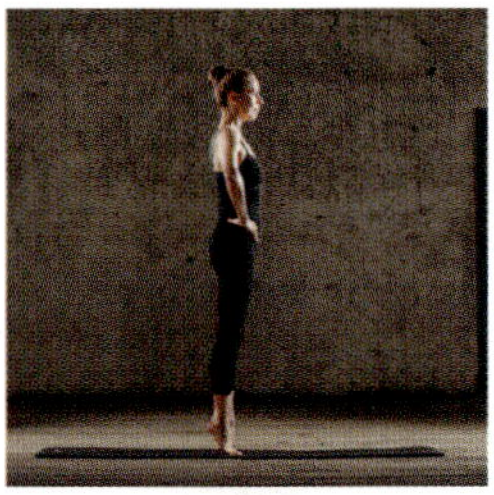

EINBEINIGE KNIEBEUGE

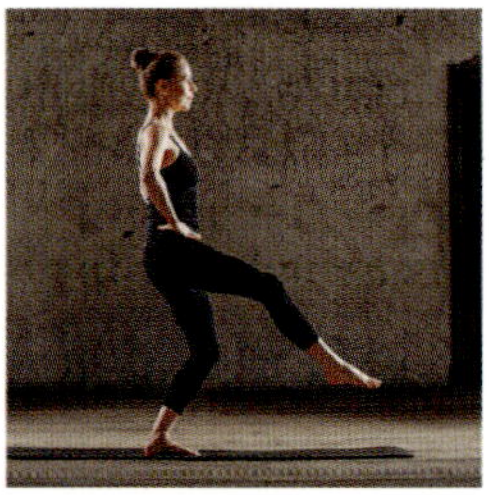

OBERKÖRPER-DREHUNG

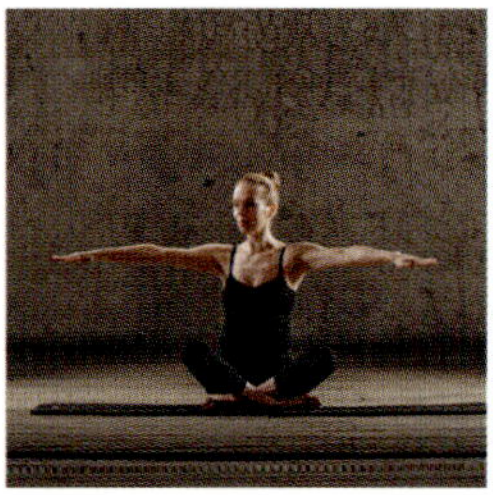

BAUCHMUSKELN SPÜREN

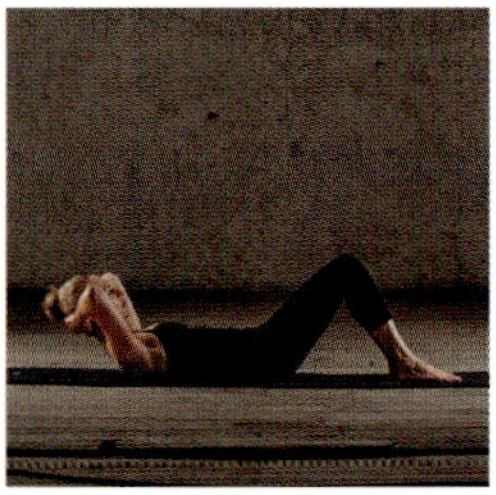

SCHRÄGE BAUCHMUSKELN

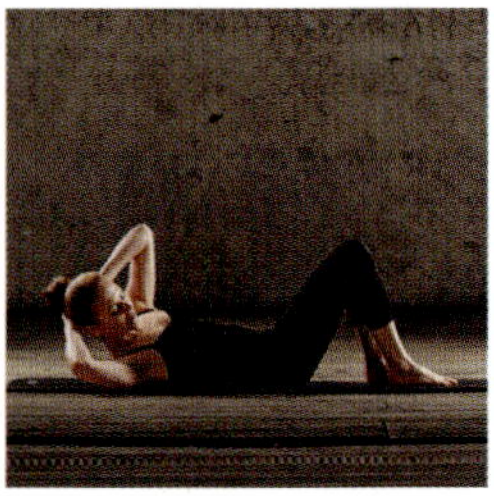

ZEHEN TIPPEN

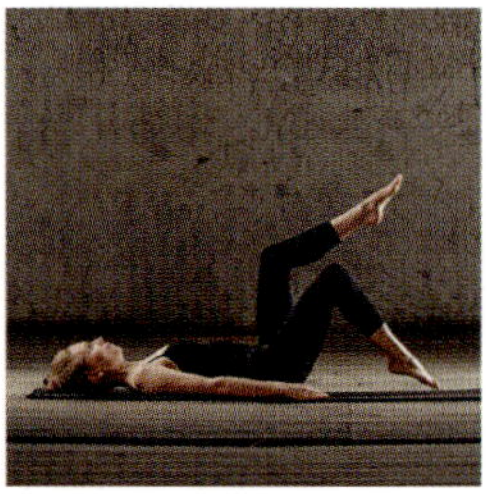

DIE HUNDERT

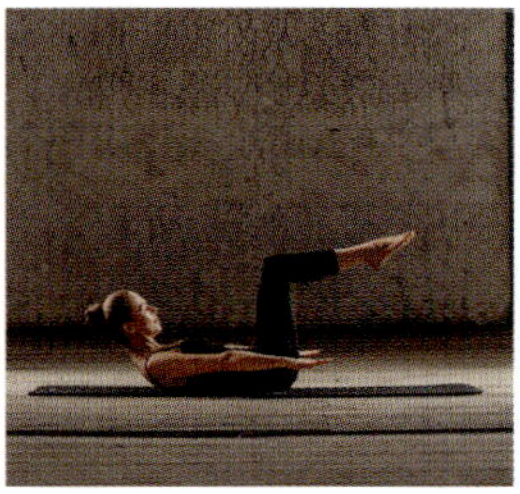

BEINHEBEN

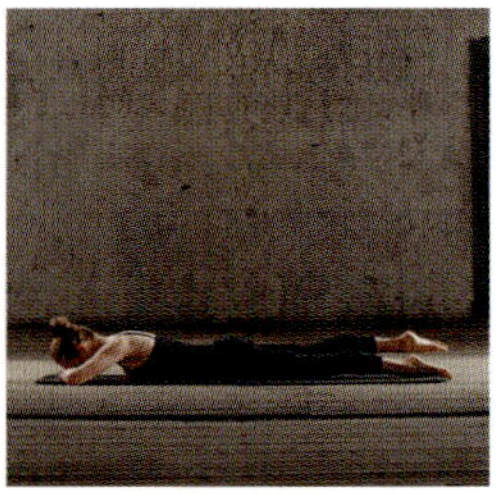

SCHWIMMEN

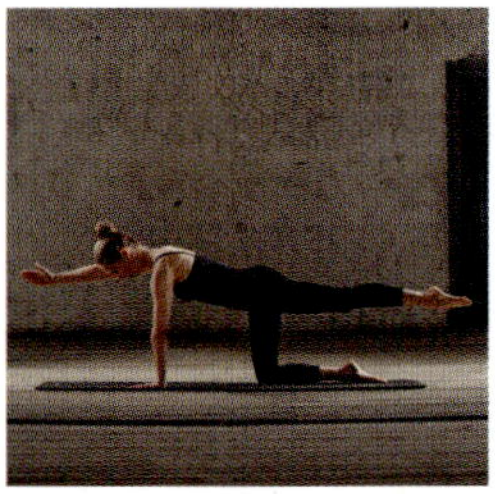

HÜFTHEBEN

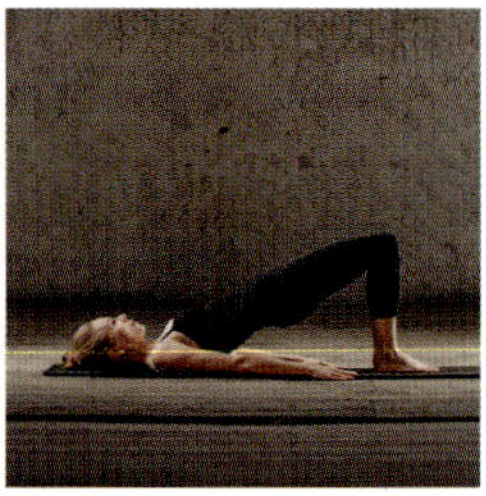

SEITENLAGE

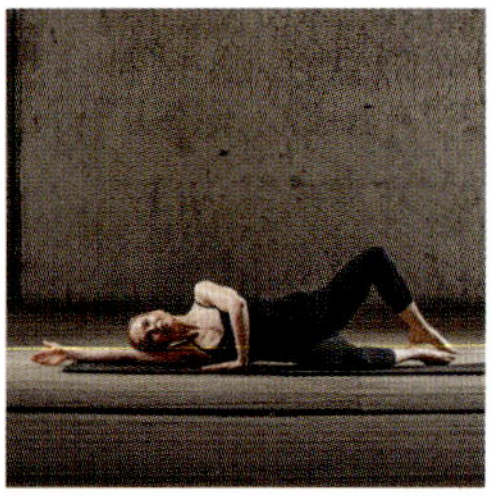

BRUST-SCHWIMMEN

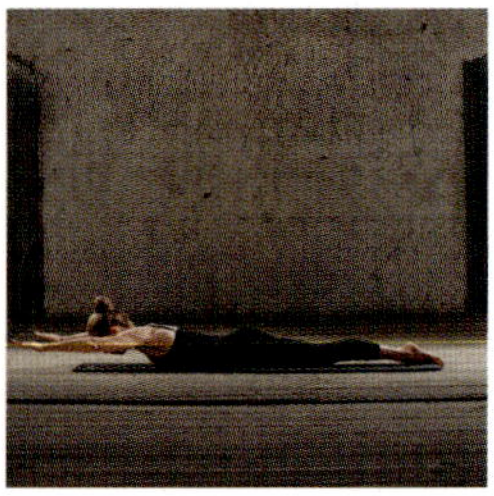

LIEGESTÜTZE

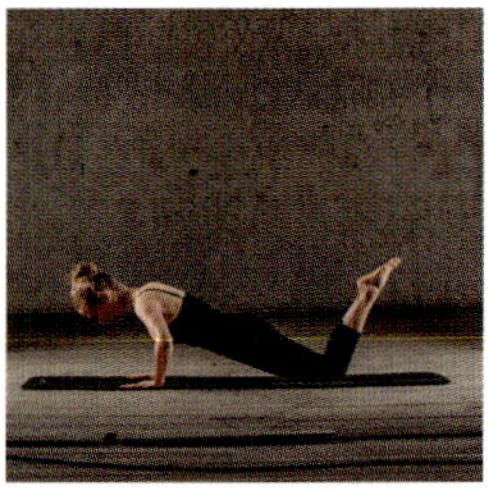

Das gesamte Programm. Dient zur Übersicht, wenn Sie die Übungen gelernt haben.

Je weniger ein durchschnittlicher Mensch ausschließlich über seine Gesundheit redet, desto besser ist es für seine Gesundheit.

J. Pilates

KURZPROGRAMM

Wenn man keine Zeit – oder keine Lust – hat, das ganze Programm abzuarbeiten, machen Sie die folgenden Minivarianten. Alle beginnen mit der Übung Atmen. Diese aktiviert Atmung, Wirbelsäule und Bauchmuskeln und hilft Ihnen bei der Konzentration.

BESTES MINIPROGRAMM

Wenn Sie keine Zeit haben, machen Sie diese Übungen. Ideal auf Reisen oder dort, wo Sie keine Matte zur Verfügung haben.

Atmen

Kniebeuge

Liegestütze

KONZENTRATION/GLEICHGEWICHT

Volle Konzentration auf Atmung und Gleichgewicht. Zentriert Sie. Erfordert keine Matte.

Atmen

Meerjungfrau

Fersen heben

Einbeinige Kniebeuge

Atmen

360 GRAD

Ein Miniprogramm für den ganzen Körper, das die Wirbelsäule durcharbeitet.

Atmen

Meerjungfrau

Die Hundert

Oberkörperdrehung

Brustschwimmen

Seitenlage

KÖRPERMITTE

Trainiert das Körperzentrum und die Stabilität des Oberkörpers.

Atmen

Oberkörperdrehung

Schräge Bauchmuskeln

Die Hundert

Seitenlage

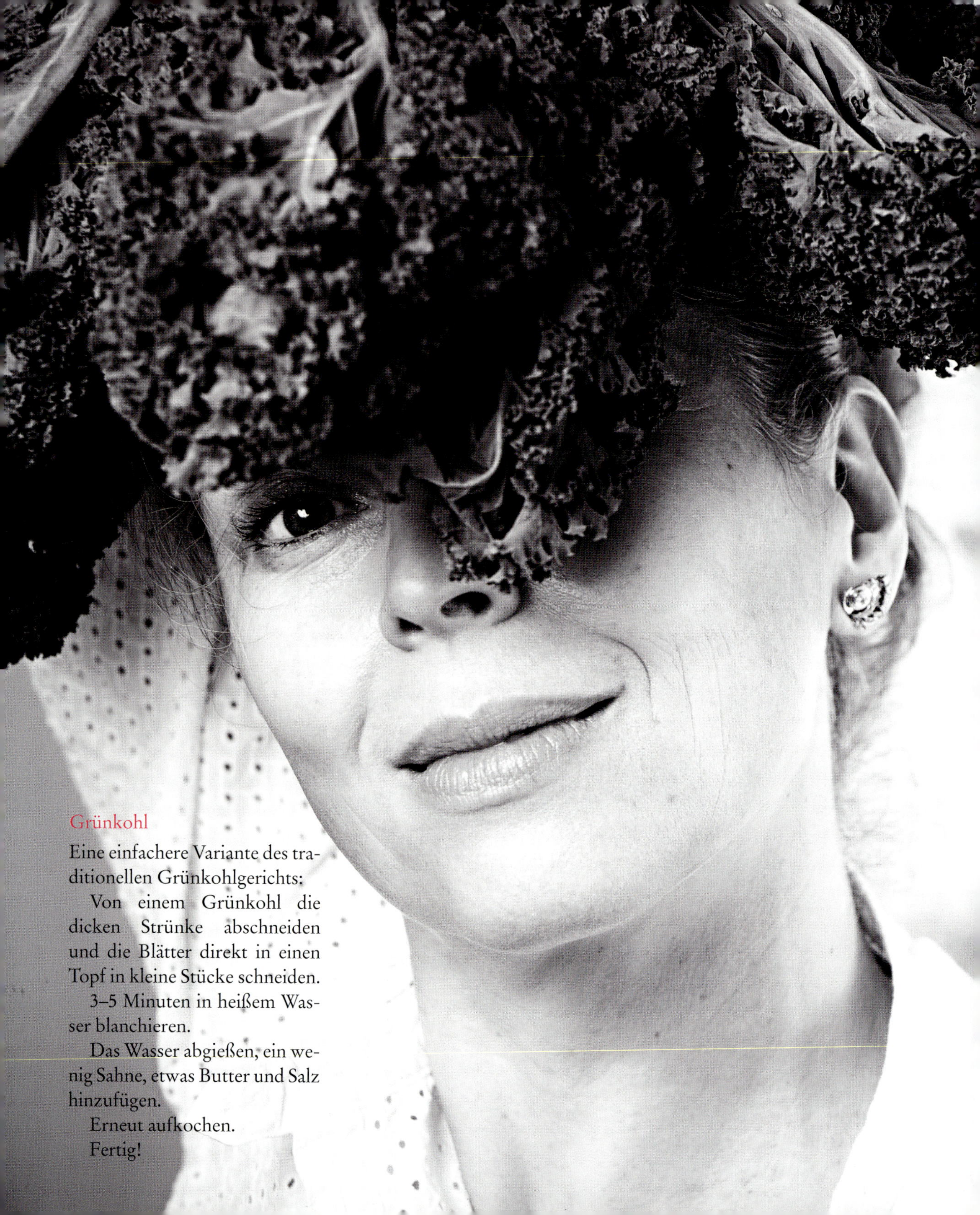

Grünkohl

Eine einfachere Variante des traditionellen Grünkohlgerichts:

Von einem Grünkohl die dicken Strünke abschneiden und die Blätter direkt in einen Topf in kleine Stücke schneiden.

3–5 Minuten in heißem Wasser blanchieren.

Das Wasser abgießen, ein wenig Sahne, etwas Butter und Salz hinzufügen.

Erneut aufkochen.

Fertig!

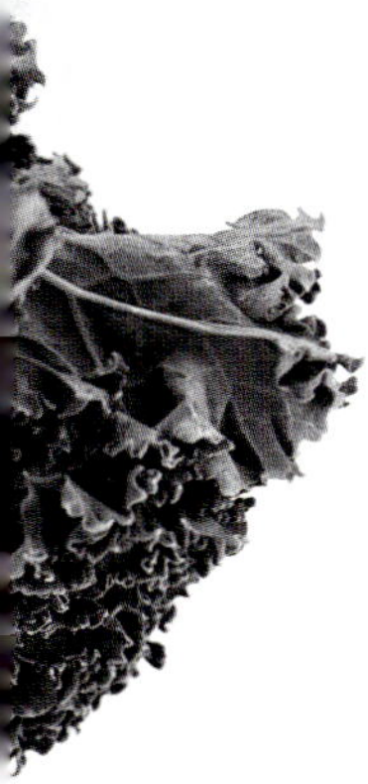

Das Wichtigste bei der Ernährung ist, nur so viel zu essen, um dem Körper den „Brennstoff" wiederzugeben, den er verbrannt hat, aber auch so viel, dass er, über unsere alltäglichen Bedürfnisse hinaus auch für unvorhergesehene Situationen gerüstet ist.

J. Pilates

MEHR ALS NUR BRENNSTOFF

Essen gehört zum Ganzen, wenn man in Form kommen will. Damit Ihr Training den gewünschten Effekt hat, müssen Sie Ihrem Körper die Nahrung geben, die er braucht.

Auch für Joseph Pilates war das Essen ein wichtiger Teil des Trainings. In seinen Büchern spricht er allerdings nie davon, was man essen sollte, sondern bezeichnet das Essen nur als Brennstoff. Sein Credo lautete, das, was man zu sich nimmt, dem anzupassen, was man verbrennt.

Das ist völlig richtig, jedoch soll man Essen auch genießen. Ich stopfe mich nicht gerne voll, und wenn man beim Kochen und Essen nur ein wenig nachdenkt, schließen leckere Gerichte und Fitness einander nicht aus.

In diesem Kapitel versuche ich, Ihnen ein paar Tipps und Ideen mit auf den Weg zu geben, die Ihnen bei der Zubereitung von einfachem, gesundem und vor allem schmackhaftem Essen helfen. Sie sollen Zeit und Lust für Ihr Training haben und gleichzeitig so viel wie möglich daraus mitnehmen.

Nur zu essen, um den Appetit auf gutes Essen zu befriedigen, ist nicht nur dumm, sondern gefährdet auch die Gesundheit.

J. Pilates

VERGESSEN SIE DIÄTEN!

In meiner Jugend habe ich einmal den damaligen großen Fasten-Trend mitgemacht … genau acht Stunden lang. Das Einzige, worauf man sich bei Diäten verlassen kann ist, dass ständig neue auftauchen. Lassen Sie's also!

Ihr Körper braucht leckeres und gesundes Essen und zwar in Maßen. Von ungesundem Essen lassen Sie am besten gleich die Finger.

Pilates vermittelt ein besseres Körpergefühl. Sie spüren dann besser, was und wie viel Sie essen müssen.

Ich konzentriere mich auf Einfachheit, Geschmack und Qualität. Lieber weniger aus richtig guten Zutaten als industriell hergestelltes Essen im Übermaß.

Ich kenne keine Verbote, wenn es ums Essen geht. Habe ich auf etwas Appetit, dann esse ich es.

MEINE BESTEN ERNÄHRUNGSTIPPS

- Ordentlich kauen, jeden Bissen schmecken.
- Nicht stressen, langsam essen. Spüren Sie, ob Sie satt sind.
- Kaufen Sie hochwertige Zutaten: weniger teure (Fleisch), mehr billige (Wurzelgemüse).
- Passen Sie auf bei Fertiggerichten. Was enthalten die eigentlich?
- Skepsis gegenüber seltsamen Diäten ist angebracht.
- Informieren Sie sich über neue Ernährungserkenntnisse. Aber achten Sie auf die Quelle.
- Abwechslungsreich essen. Gab es am Montag viel Fleisch? Verzichten Sie am Dienstag darauf.
- Wenn schon Ungesundes, dann lieber eine exklusive Praline als billige Süßigkeiten.
- Lieber richtiges, gekochtes Essen als eintönige Salate mit schlechtem Dressing.
- Gemüse!
- Wenn möglich, Bio-Produkte.
- Zucker ist ein Gewürz.

Einer ist hier fehl am Platz.

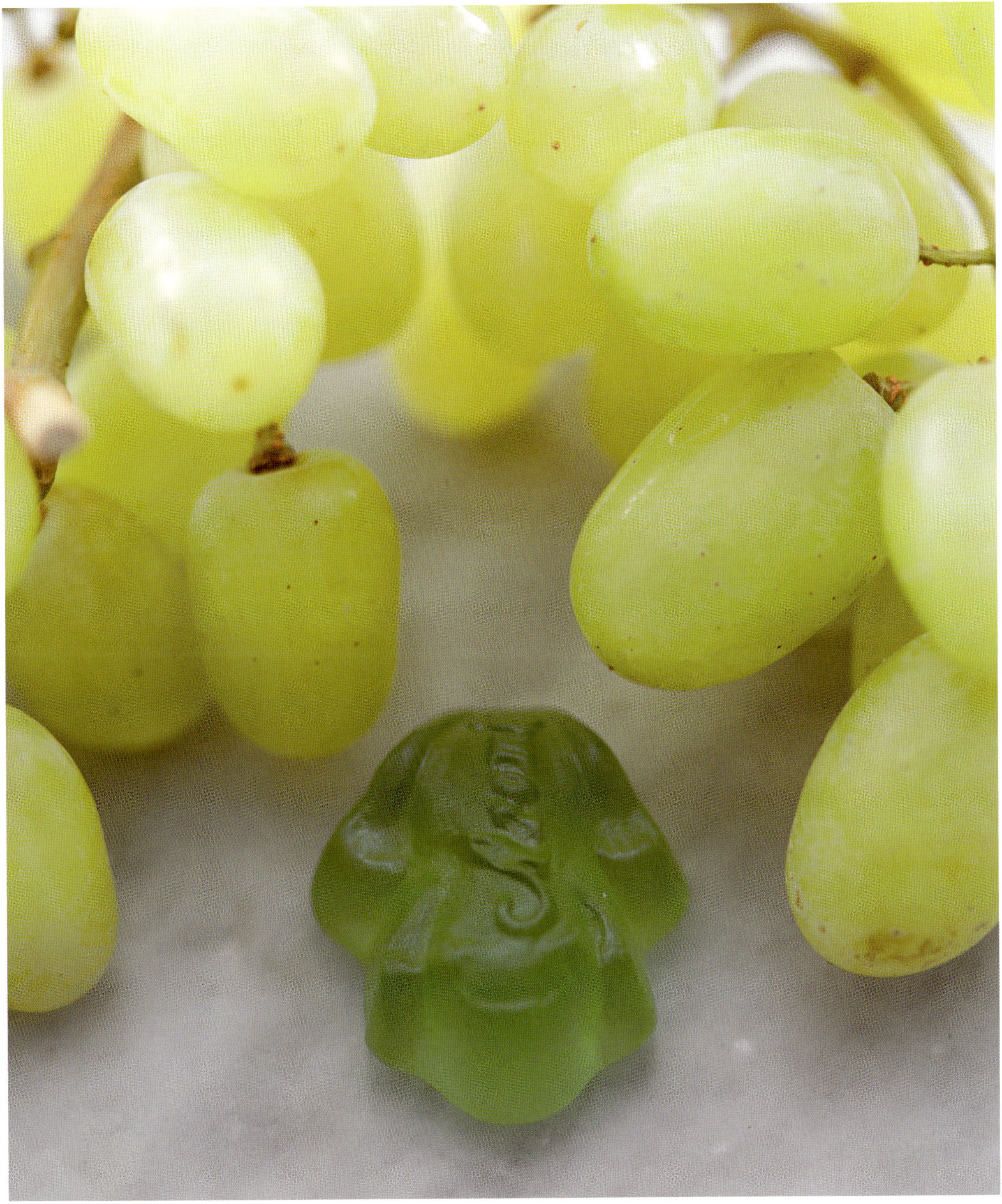

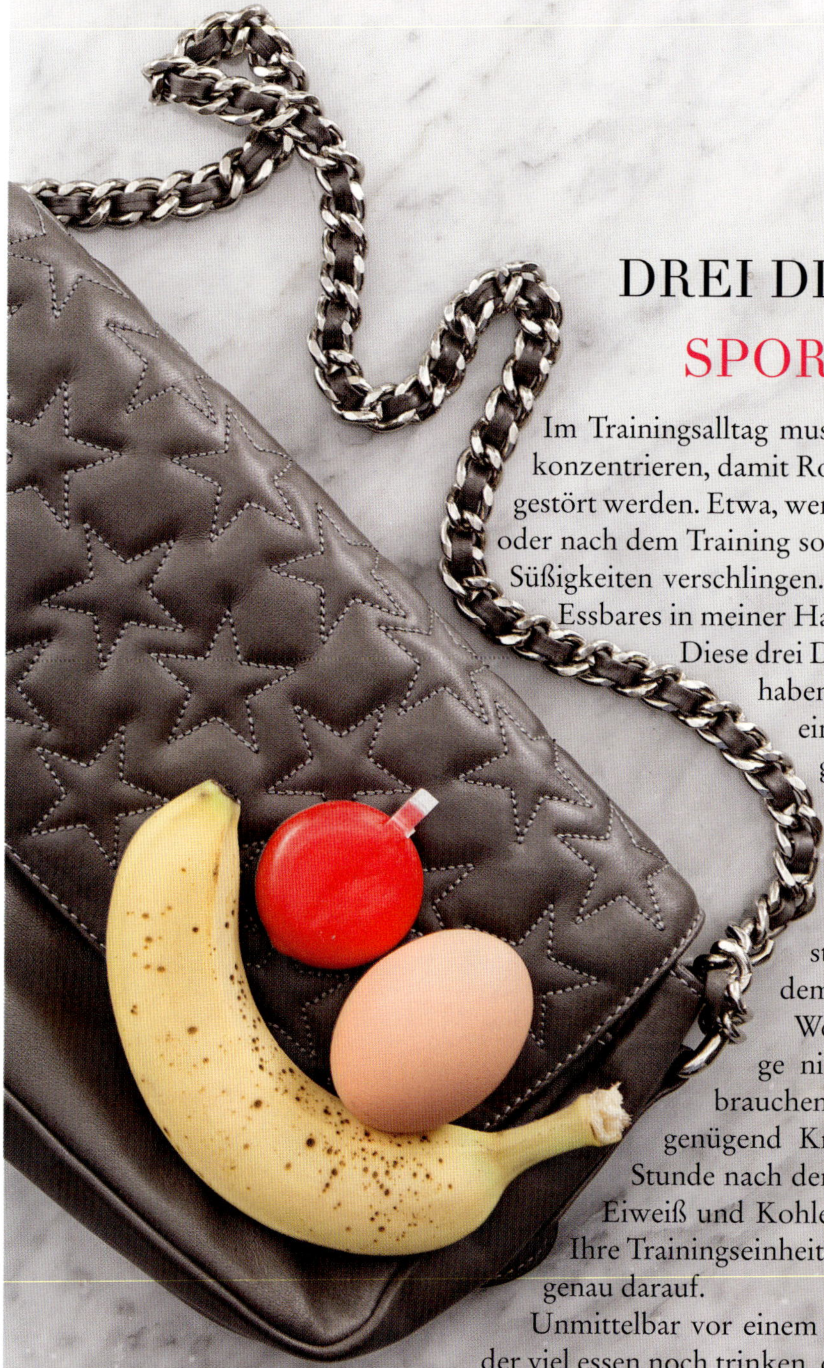

Man braucht keine große Tasche, um Pilates zu trainieren.

DREI DINGE IN DER SPORTTASCHE

Im Trainingsalltag muss man sich auf das Wesentliche konzentrieren, damit Routinen nicht durch kleine Dinge gestört werden. Etwa, wenn Sie zu hungrig zum Trainieren oder nach dem Training so hungrig sind, dass Sie eine Tüte Süßigkeiten verschlingen. Deshalb habe ich immer etwas Essbares in meiner Handtasche.

Diese drei Dinge halten sich den ganzen Tag, haben ihre eigene Verpackung und einen hervorragenden Nährstoffgehalt:

- eine Banane
- ein gekochtes Ei
- einen Babybel-Käse

Der Trainingseffekt wird verstärkt, wenn man vor und nach dem Training richtig isst.

Wenn Sie vor dem Training lange nichts Richtiges gegessen haben, brauchen Sie ein paar Kohlehydrate, um genügend Kraft zu haben. Innerhalb einer Stunde nach dem Training sollten Sie ein wenig Eiweiß und Kohlehydrate zu sich nehmen, damit Ihre Trainingseinheit auch Wirkung zeigt. Achten Sie genau darauf.

Unmittelbar vor einem Pilates-Training sollten Sie weder viel essen noch trinken, da Sie vor allem mit der Körpermitte arbeiten.

MILCH

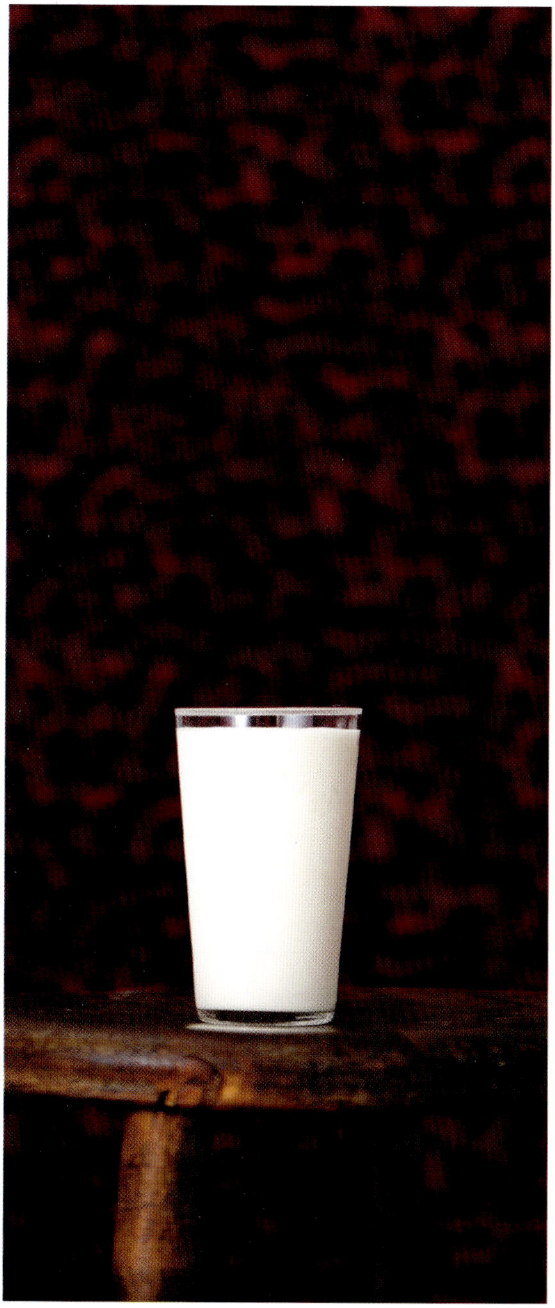

Milch enthält fast alles, was der Körper braucht. Sie ist billig, natürlich und überall erhältlich. Ich trinke oft ein Glas vor dem Training.

ENERGIEKEKSE

Lecker und voller gesunder Dinge. Liefert perfekt schnelle Energie vor, während und nach dem Training.

ZWÖLF GROSSE KEKSE

100 g Butter
50 ml kalt gepresstes Kokosöl
100 g Mandeln
2 EL Agavensirup
1 Ei
200 g Haferflocken
100 g Haferkleie
50 g Kokoszucker
½ TL Backpulver
100 g Rosinen
50 g dunkle Schokolade, gehackt
10 getrocknete Aprikosen, in Stücke geschnitten
150 g gehackte Walnüsse
50 g Kokosflocken
eine Messerspitze Salz

ZUBEREITUNG

Butter bei niedriger Temperatur schmelzen. Kokosöl hinzufügen. Mandeln zu Mehl mahlen oder im Mixer zerkleinern.

Alle trockenen Zutaten mischen.

Den Agavensirup in die geschmolzene, abgekühlte Butter und das Kokosöl rühren. Flüssige und trockene Zutaten vermischen. Das aufgeschlagene Ei hinzugeben, umrühren.

Mit zwei Esslöffeln Kekse formen und auf ein mit Backpapier belegtes Blech legen. 12–14 Minuten bei 200 °C backen. Die Ränder am Ende der Backzeit nicht anbrennen lassen. Auf dem Blech abkühlen lassen.

Kekse einzeln einfrieren und stückweise entnehmen, wenn Sie sie brauchen.

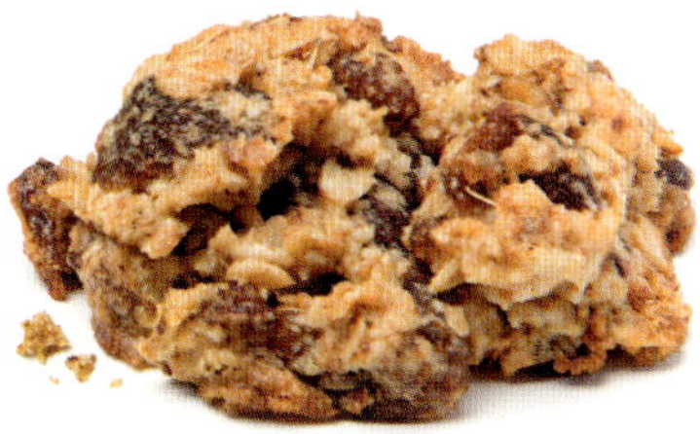

Bei unserem Streben nach guter körperlicher Form kombinieren wir das Training mit der richtigen Ernährung und genügend Schlaf.

J. Pilates

CHIA-PUDDING

Im Buch „Born to run“ über den Langstreckenlauf und das Tarahumara-Volk in Mexiko stieß ich auf die Chia-Samen. Chia ist reich an Eiweiß, Ballaststoffen und gesunden Omega-3-Fettsäuren. Mein Lieblingsrezept ist eine Art Chia-Pudding, perfekt für eine Zwischenmahlzeit:

EINE PORTION

12 Cashewnüsse
1 TL Kokosöl
2 EL Chia-Samen
1 TL Blaubeermarmelade
eine Messerspitze Vanillepulver

ZUBEREITUNG

150 ml kaltes Wasser, Nüsse und Kokosöl zu einer cremigen Masse mixen. Chia-Samen, Marmelade und Vanillepulver unterrühren. In einem Glas für mindestens 30 Minuten kühl stellen. Löffeln.

HAUSER-BRÜHE

Benjamin Gayelord Hauser war ein Gesundheitsguru, der in den Vereinigten Staaten bereits um 1920 eine natürlichere Ernährung empfahl. Er empfahl, weniger Zucker und weißes Mehl zu sich zu nehmen. Er war seiner Zeit weit voraus. Hauser hatte gute Kontakte nach Hollywood und war einer von Greta Garbos besten Freunden. Das verleiht diesem recht spartanischen Rezept zweifellos ein wenig Glamour.

EINE PORTION

1 Stange Sellerie
1 Karotte
eine Handvoll Baby-Spinat
3 Stängel Petersilie
Salz
200 ml Tomatensaft
1 TL Honig

ZUBEREITUNG

Sellerie und Karotte reiben, Spinat und Petersilie grob hacken. Alles in einen Topf geben, knapp mit Wasser bedecken. Salzen. 25 Minuten kochen lassen. Tomatensaft und Honig hinzufügen, alles einige Minuten weiter köcheln lassen.

Im Originalrezept werden die Gemüsestücke abgeseiht, aber das wäre doch schade. Für eine cremige Suppe mixen Sie alles. Dazu ein gekochtes Ei, und Sie haben ein vollwertiges Mittagessen.

MACHEN SIE ES NACH

Haben Sie ein Rezept gelesen, das Ihnen gefällt, aber zu kompliziert oder teuer scheint? Vereinfachen Sie es, soweit es geht. Beschränken Sie sich auf das, was Sie zu Hause haben und empfinden Sie die Geschmackskombination nach. Verzichten Sie auf die Beilagen oder nehmen Sie nur diese. Das Ergebnis ist vielleicht anders, aber Sie haben etwas Neues für Ihren Speiseplan gefunden.

ROSA SMOOTHIE

Ein perfekter Smoothie zum Trinken vor oder nach dem Training. Er sättigt, ohne dass man sich vollgestopft fühlt. Außerdem ist er lecker und gesund.

ZUBEREITUNG

Alles mixen. (Mit Wasser verdünnen, wenn der Smoothie zu dickflüssig ist.)

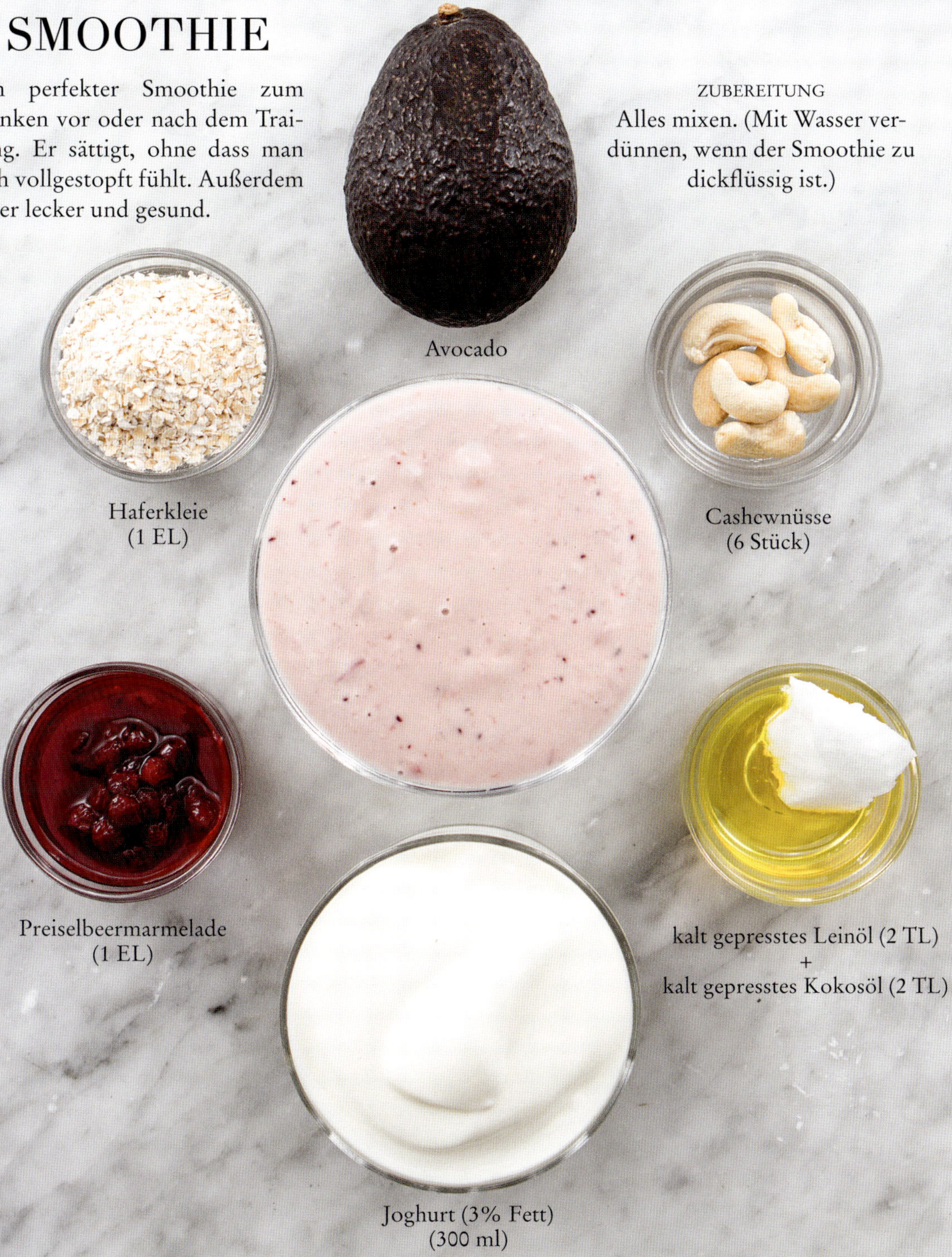
Avocado
Haferkleie
(1 EL)
Cashewnüsse
(6 Stück)
Preiselbeermarmelade
(1 EL)
kalt gepresstes Leinöl (2 TL)
+
kalt gepresstes Kokosöl (2 TL)
Joghurt (3% Fett)
(300 ml)

GRÜN-WEISSE KÖSTLICHKEIT

Eine Zwischenmahlzeit sollte leicht, bekömmlich, schmackhaft, einfach und sättigend sein: Legen Sie einige frische Basilikumblätter auf einige Stücke richtig guten Mozzarella. Streuen Sie Salz darüber und träufeln Sie Olivenöl darauf.

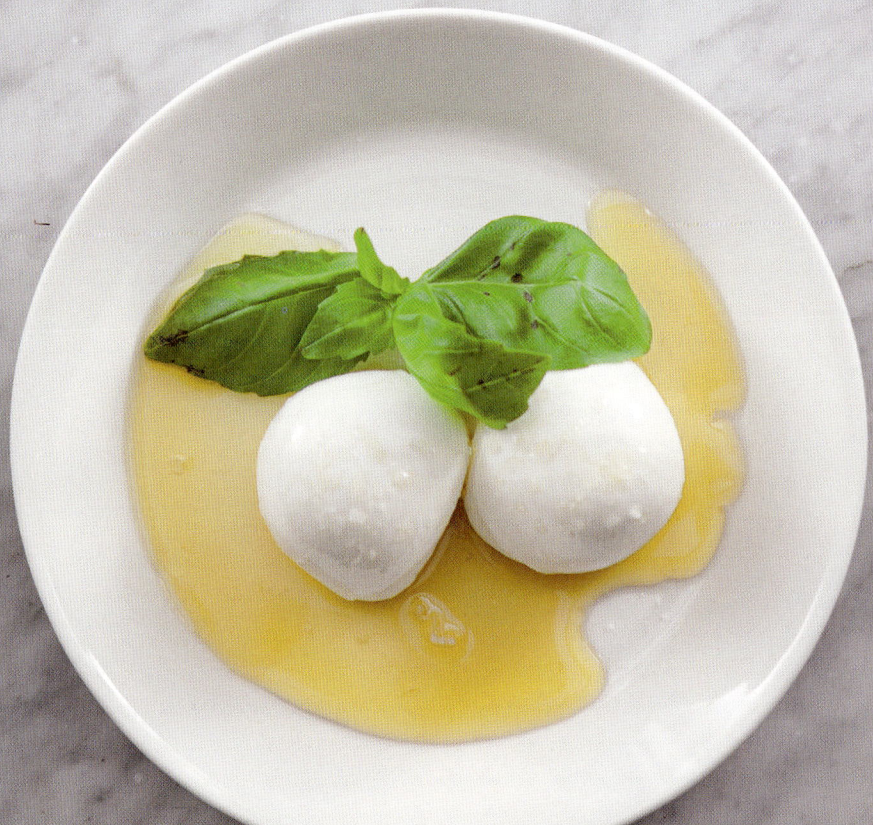

SAHNEOMELETT

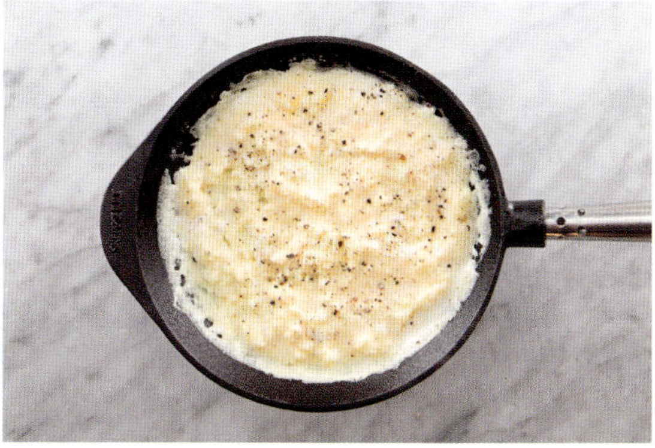

Ein Omelett mit Sahne ist lecker und sättigt. Außerdem bekommt es eine herrliche Konsistenz, nicht wässrig, wie das oft mit Milch der Fall ist. Schon ein wenig Sahne genügt. Luxusvariante: Nehmen Sie etwas mehr Sahne, und zwar geschlagene.

EINE PORTION

2 Eier
2 TL Sahne
Salz und Pfeffer
Butter

ZUBEREITUNG

Eier und Sahne leicht schlagen. Mit Salz und Pfeffer würzen.

Butter in der Pfanne schmelzen. Eimischung hineingeben, alles auf mittlerer Flamme stocken lassen. Wenn das Omelett an den Rändern fest wird, heben Sie diese leicht an und lassen die noch flüssige Eimasse darunter laufen.

EIER KOCHEN

Die Eierpackung ist offen? Eier hartkochen und für den Schnellimbiss in den Kühlschrank legen.

WÜRZE FÜR DIE EIER

Chiliöl/Olivenöl, Sardinen/Sardellen, Ziegenkäse, Kräuter und gebräunte Butter.

FALSCHE NINON

Crème Ninon ist eine klassische französische Erbsensuppe aus grünen Erbsen mit Sahne und Champagner. Eine einfachere Variante aus Hühnerbrühe ist eine schnelle, leichte Mahlzeit nach dem abendlichen Training.

ZWEI PORTIONEN

500 ml fertige, frische Bio-Hühnerbrühe
250 g kleine feine Erbsen (tiefgekühlt)
Ein Schuss Marsalawein
50 ml Schlagsahne

ZUBEREITUNG

Hühnerbrühe mit den Erbsen in einen Topf geben und aufkochen. Vom Herd nehmen und den Topf 2–3 Minuten zugedeckt stehen lassen.

Sahne steif schlagen.

Suppe cremig mixen, Marsalawein hinzugeben und umrühren. Anschließend auf zwei Teller verteilen und Sahne hinzugeben.

BRÜHWARME GEDANKEN

Ich verwende nie Brühwürfel. Sie schmecken selten gut und man weiß nie, woraus sie gemacht sind. Selbst kochen ist zu aufwendig. Ich bin dankbar dafür, dass es jetzt frische Bio-Brühe zu kaufen gibt.

DER BESTE FISCHFOND-TIPP

Krabbenschalen nicht wegwerfen: Zusammen mit Schalotten in Butter anschwitzen, mit Wasser bedecken und 5–10 Minuten kochen lassen. Abseihen und kochen lassen, bis die Flüssigkeit auf die Hälfte reduziert ist. Einen Schuss Sherry oder Marsalawein hinzugeben. Eine perfekte Basis für eine Suppe oder eine leckere Soße. (Wenn Sie nach dem Krabbenessen keine Zeit für die Brühe haben, frieren Sie die Schalen ein.)

BUNTER SALAT

Ich esse nicht so gerne rohes Gemüse, es fühlt sich für mich immer etwas hart und kalt an. Avocado und Karotten mag ich dagegen. Avocados enthalten Fett und sättigen. Mohrrüben sind lecker, nahrhaft und das ganze Jahr über erhältlich. Mit diesen Zutaten bereiten Sie einen farbenfrohen und sättigenden Salat zu.

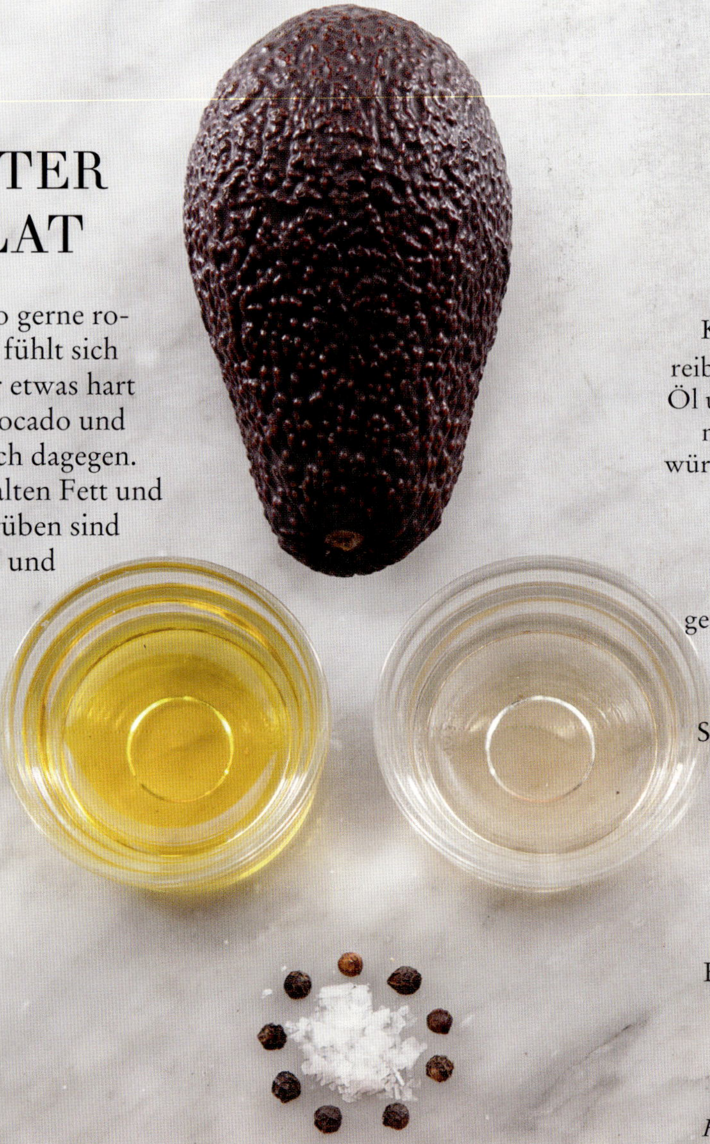

EINE PORTION

1 Karotte
1 Avocado
1 EL Olivenöl
1 TL Apfelessig
Salz und Pfeffer

ZUBEREITUNG

Karotte schälen und reiben. Avocado würfeln. Öl und Essig hinzugeben, mit Salz und Pfeffer würzen. Alles vermischen.

ALS ERGÄNZUNG

Datteln
getrocknete Aprikosen
Walnüsse
Leinsamen
Sonnenblumenkerne
Kokosraspeln
Haselnüsse
Rosinen

ALTERNATIV

Avocado
Blutorange, filetiert
Olivenöl
Salz und Pfeffer

Rosinen und Karotten schmecken zusammen richtig gut.

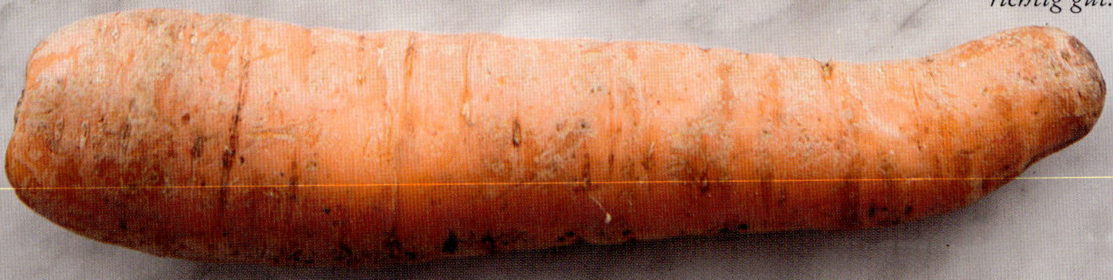

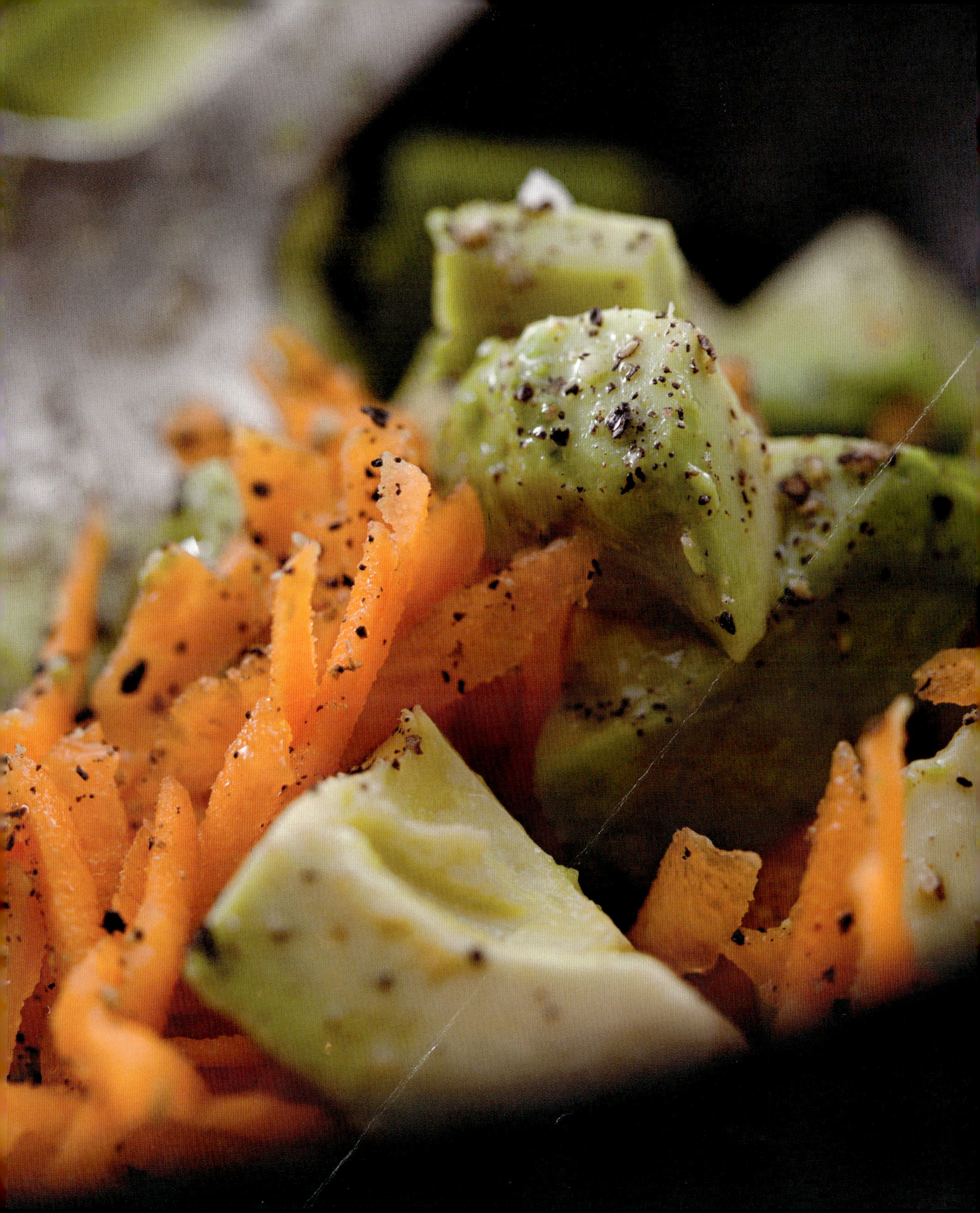

GRÜTZE AUS BUCHWEIZEN

Ich bereite gerne Buchweizengrütze zu. Sie schmeckt gut und ziemlich neutral und lässt sich gut mit anderen Zutaten kombinieren. Geben Sie Früchte oder Samen und Nüsse ihrer Wahl dazu (was gerade da ist). Der Buchweizen gibt der Grütze eine angenehme, nicht klebrige Konsistenz.

Buchweizen muss einige Stunden oder über Nacht einweichen. Danach wird er schnell gar und bekommt eine schöne Konsistenz.

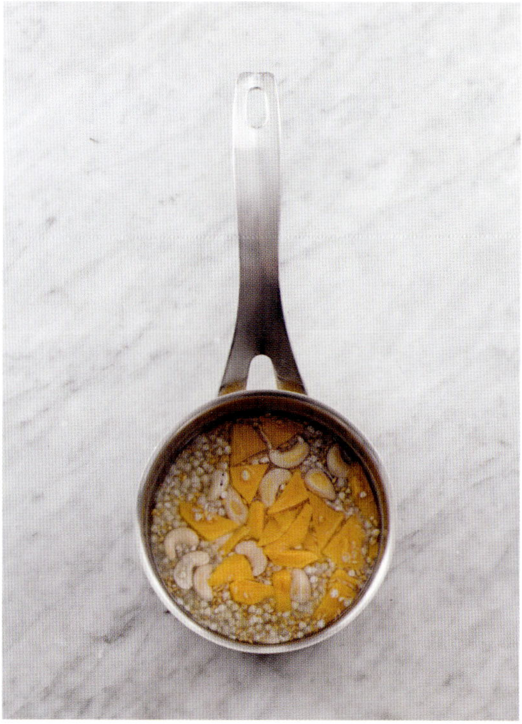

Eingeweicht

EINE PORTION

100 g ganzer Buchweizen
2 EL Quinoa
1 EL gelbe Leinsamen
1 Handvoll Cashewnüsse
2 Scheiben getrocknete Mango
1 EL kalt gepresstes Kokosöl
Salz

ZUBEREITUNG

Buchweizen, Quinoa, Leinsamen und Cashewnüsse zusammen in einen Topf geben, mit Wasser bedecken. Aufkochen (um den Buchweizen abzuspülen).

Den Topf vom Feuer nehmen und das Wasser abgießen. Mit frischem, kaltem Wasser bedecken.

Über Nacht bei Zimmertemperatur (oder morgens vorbereiten und bis zum Mittag/Abend) stehen lassen.

Mango hineinschneiden. Aufkochen und 10 Minuten kochen lassen. Falls die Grütze zu trocken ist, etwas Wasser hinzugeben. Die fertige Grütze mit Kokosöl und Salz abschmecken. Umrühren.

DAZU SCHMECKT

Milch, Butter, Butterschmalz, Ahornsirup, Honig, Kardamom, Zimt, Vanille, frische Früchte, Beeren, Marmelade, geröstete Kokosraspeln.

Butterschmalz wird hergestellt, indem man die Flüssigkeit aus der Butter heraus kocht. Es wird oft in der indischen Küche verwendet.

Buchweizen …

- ist glutenfrei und enthält alle acht essenziellen Aminosäuren.
- muss mit heißem Wasser abgespült werden, da er sonst allergische Reaktionen hervorrufen kann.
- hat nichts mit herkömmlichem Weizen zu tun, sondern ist mit dem Rhabarber verwandt.

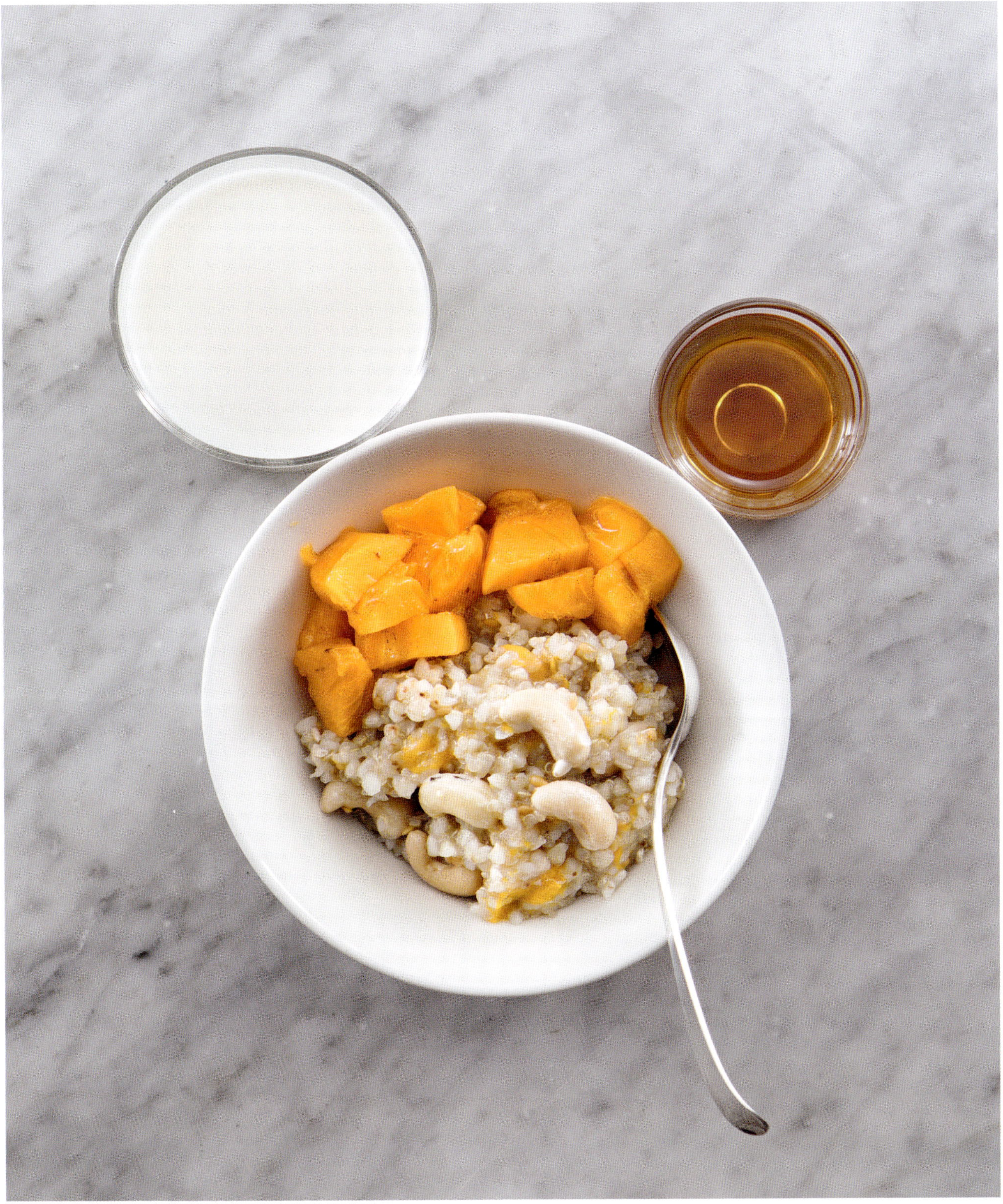

BUDWIG-GRÜTZE

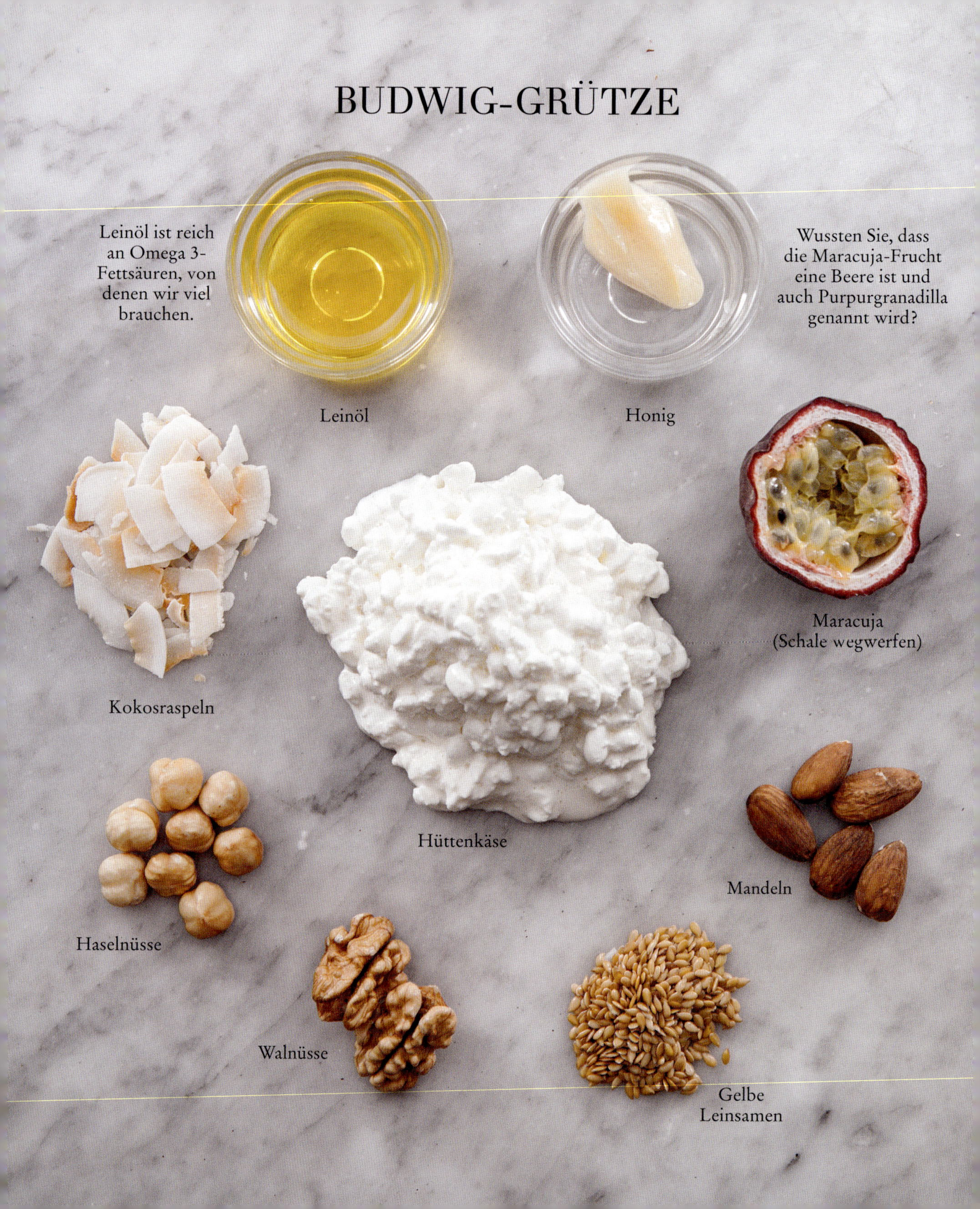

Leinöl ist reich an Omega 3-Fettsäuren, von denen wir viel brauchen.

Wussten Sie, dass die Maracuja-Frucht eine Beere ist und auch Purpurgranadilla genannt wird?

BUDWIG-GRÜTZE

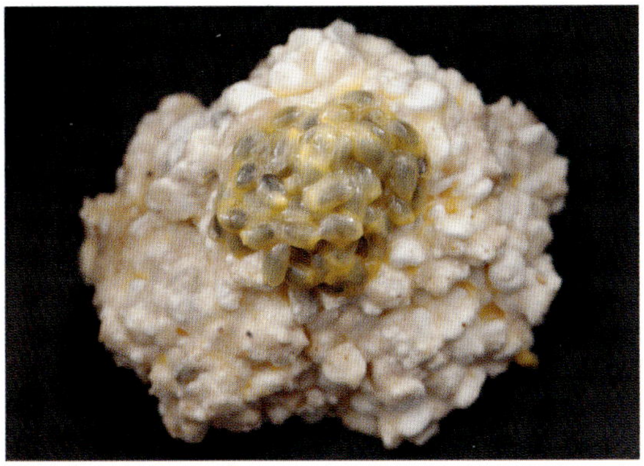

Die Idee zu diesem Rezept stammt aus einer Modezeitschrift, in der ich vor ein paar Jahre geblättert habe. Später habe ich herausgefunden, dass der Name dieses Frühstücks von Johanna Budwig kommt, einer deutschen Biochemikerin, die in den 1950er-Jahren eine Art Wunder-Diät erfand. An die Wunder erinnert sich niemand, aber die Grütze ist lecker. Und schnell zubereitet.

EINE PORTION

5 Mandeln
2 TL gelbe Leinsamen
2 Walnusshälften
8 Haselnüsse
1 EL Kokosraspeln
100 g Hüttenkäse
1 TL Honig
1 EL kalt gepresstes Leinöl
1 Maracuja

ZUBEREITUNG

Alle trockenen Zutaten in einer Schüssel vermengen. Die feuchten Zutaten dazugeben. Die Maracuja-Frucht teilen, das Fruchtfleisch herauslöffeln und hinzugeben. Die andere Hälfte zum Garnieren aufheben.

DAZU SCHMECKT

Frisches Obst (Maracuja oder Banane) passt immer, aber es geht auch ohne.

DIE MAGENFREUNDLICHSTE GRÜTZE

Haferkleie ist leicht und schnell zubereitet, schmeckt lecker und macht satt. Weicher als Hafergrütze und mit mehr Eiweiß und Ballaststoffen. Die magenfreundlichste Grütze.

EINE PORTION

100 g Haferkleie
300 ml Wasser/Milch
Salz
1 Apfel, gerieben
2 TL kalt gepresstes Kokosöl
2 EL Rosinen

ZUBEREITUNG

Haferkleie in Wasser/Milch aufkochen. Einige Minuten bei niedriger Temperatur quellen lassen. Nach Belieben salzen. Den Apfel hineinreiben. Kokosöl und Rosinen hinzugeben. Einige Minuten stehen lassen. Mit Zimt und Milch essen.

BESTER MARMELADETIPP

Früher kochte man Marmelade mit viel Zucker, die sich den ganzen Winter über in der Speisekammer hielt. Heute gibt es Kühlschränke und Tiefkühltruhen. Beeren sind das ganze Jahr über erhältlich. Ich kaufe gefrorene Beeren aus ökologischem Anbau in der 225-g-Packung und koche sie dann mit 50–100 ml Zucker. Nicht so süß, ohne Zusätze. Muss in den Kühlschrank und sollte bald verzehrt werden.

ESSEN SIE NÜSSE

Zwei neuen Studien zufolge gibt es einen Zusammenhang zwischen dem Essen von Nüssen und einem längeren Leben.

ENERGIEKICK FÜR DEN NACHMITTAG

Manchmal braucht man einen schnellen und effektiven Energieschub. Einer meiner Favoriten ist eine Tasse smaragdgrüner Matcha-Tee und ein Stück Schokolade mit 100% Kakaogehalt.

Matcha-Tee ist fein gemahlener grüner Tee aus Japan, der mit heißem Wasser (60–70 °C) übergossen und schaumig geschlagen wird.

Probieren Sie aus, welche Stärke und Menge für Sie am besten ist. Fangen Sie mit einem Viertel Teelöffel in einer kleinen Tasse an.

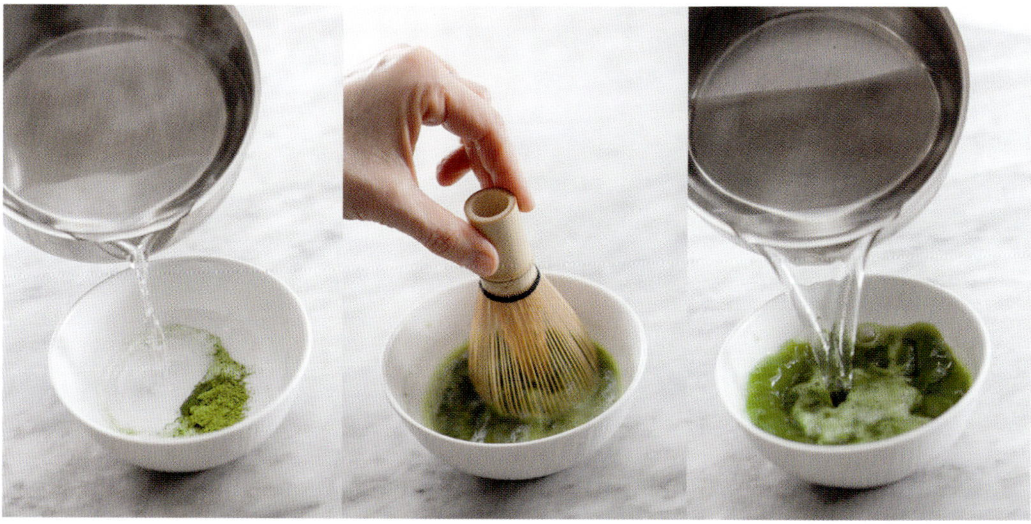

Nach japanischer Tradition wird der Matcha-Tee mit einem kleinen Bambusbesen schaumig geschlagen.

Matcha-Tee …

- besteht aus Teeblättern, die vor Sonnenlicht geschützt wurden und besonders viel Chlorophyll enthalten.
- ersetzt Kaffee: ein großer Energieschub ohne anschließende Müdigkeit.
- enthält ganze Teeblätter. Eine Tasse Matcha-Tee entspricht zehn Tassen grünem Tee.
- mit Milch: Einfach in warme Milch einrühren. Bei Bedarf mit etwas Agavensirup süßen.

Matcha-Tee ist der Espresso unter den Tees, intensiv und kräftig.

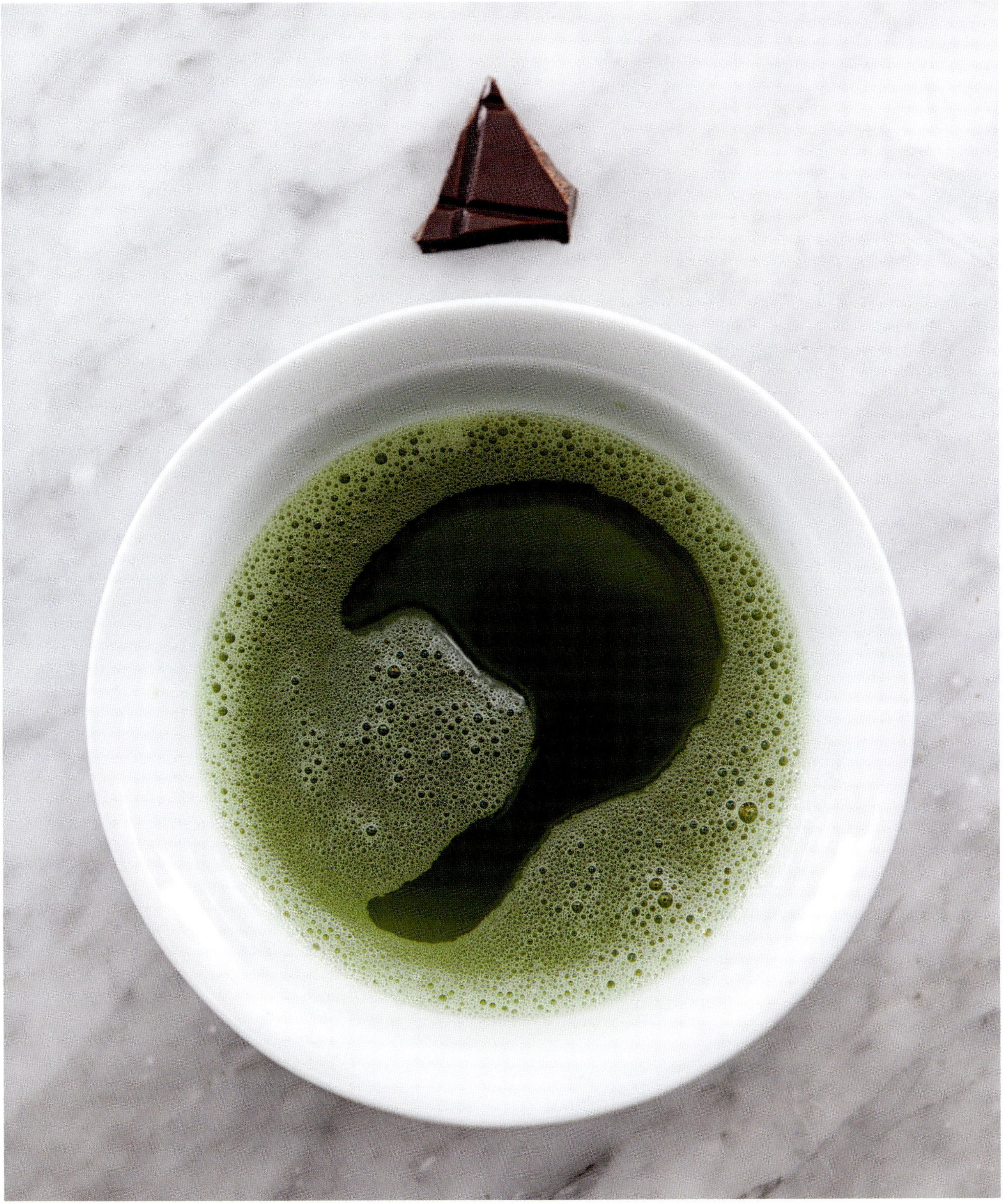

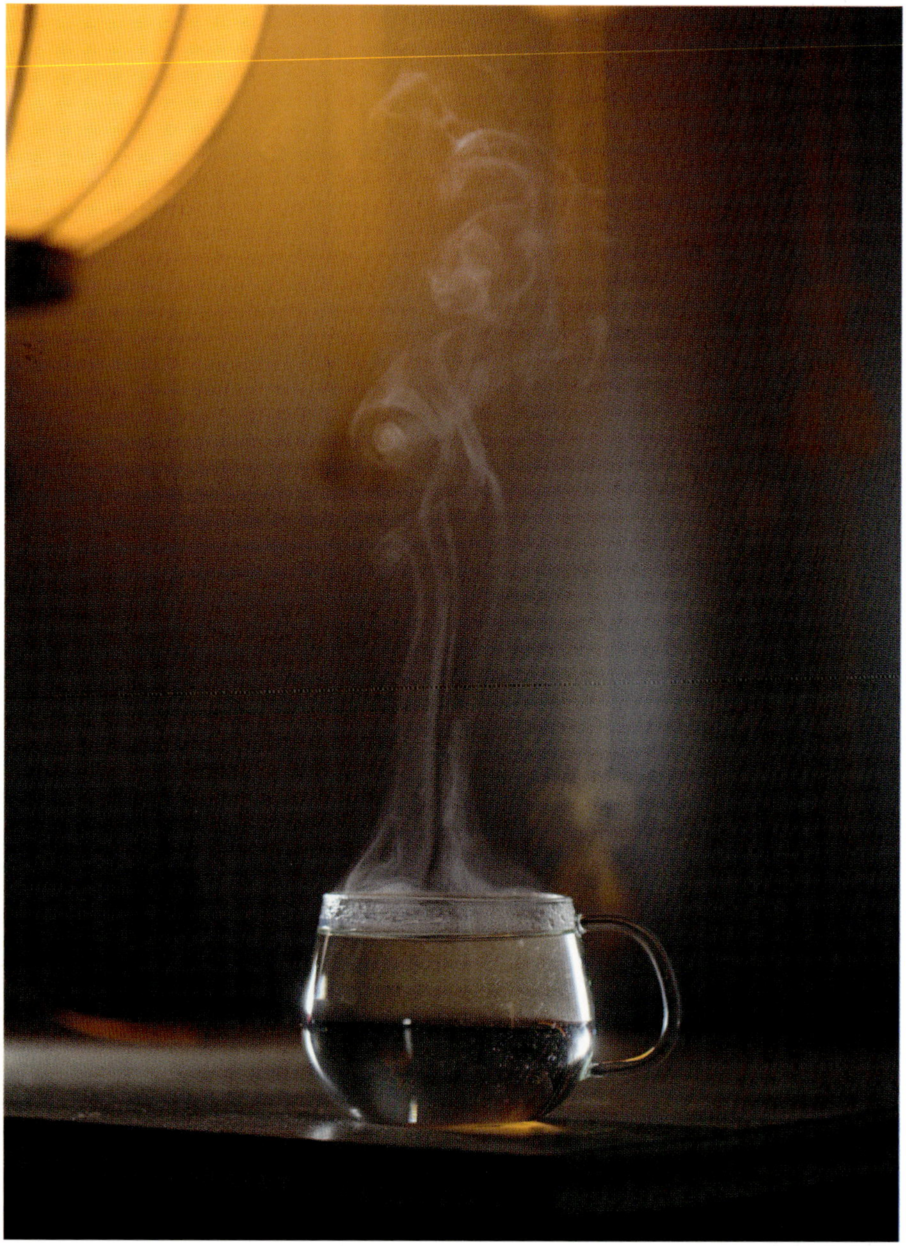

Wenn ich etwas Warmes trinken möchte, nehme ich oft lieber gewöhnliches Wasser als Tee oder Kaffee. Das hört sich vielleicht etwas asketisch an, aber ich mag es wirklich. Reines Wasser ist für den Körper neutral, und warm statt kalt fühlt es sich einfach besser an. Ich beginne den Tag jeden Morgen mit abgekochtem Wasser.

TRAINING IN DER KÜCHE

Oft gibt es bei der Essenszubereitung ab und zu eine kleine Pause. Etwas muss aufkochen, abkühlen oder im Ofen backen. Dazwischen kann man sehr gut ein kleines Training einschieben. Vergessen Sie nicht: Eine Kniebeuge ist besser als keine.

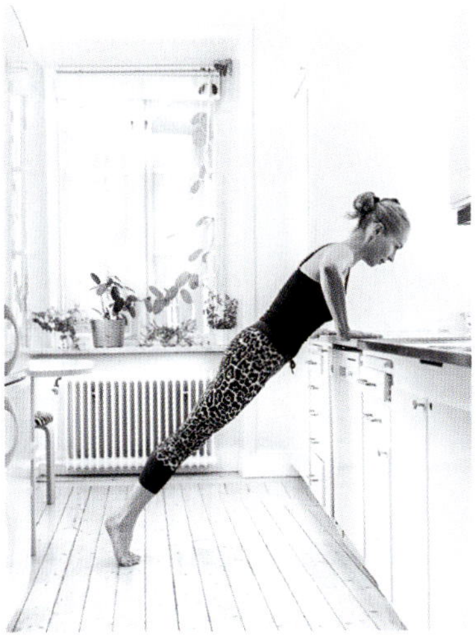

Liegestütze

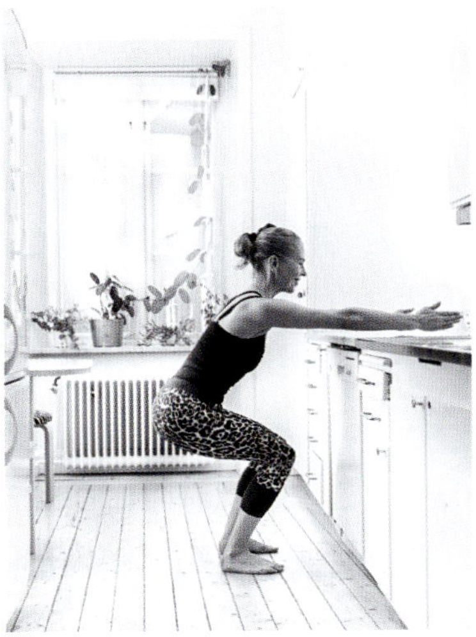

Kniebeuge

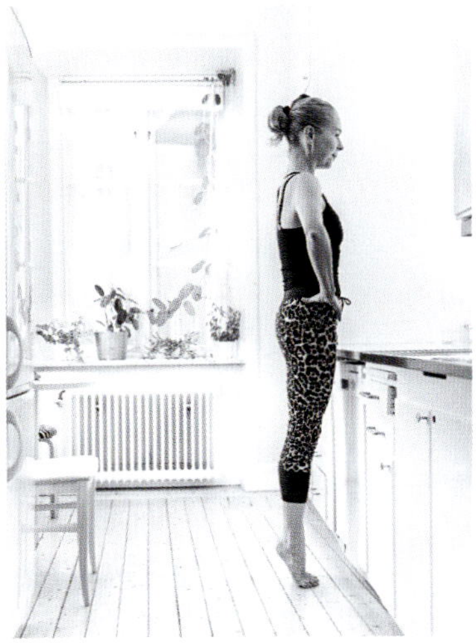

Zehenstand

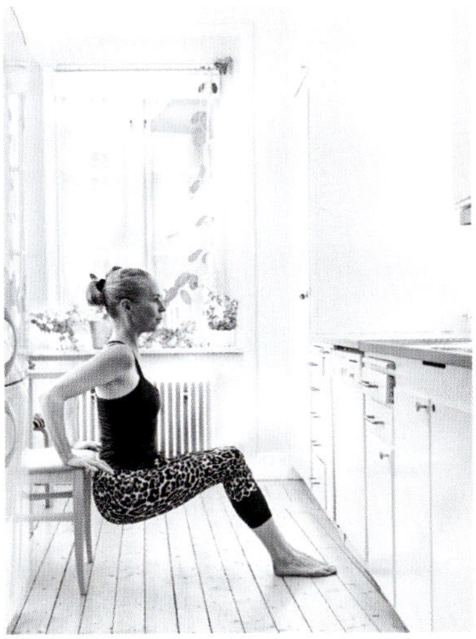

Trizeps

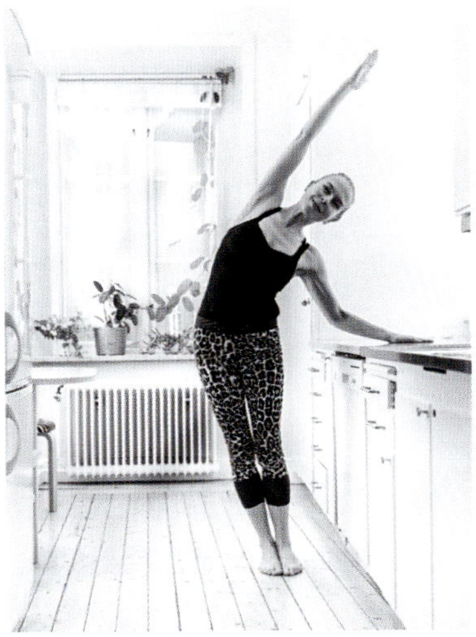

Seitenstrecken

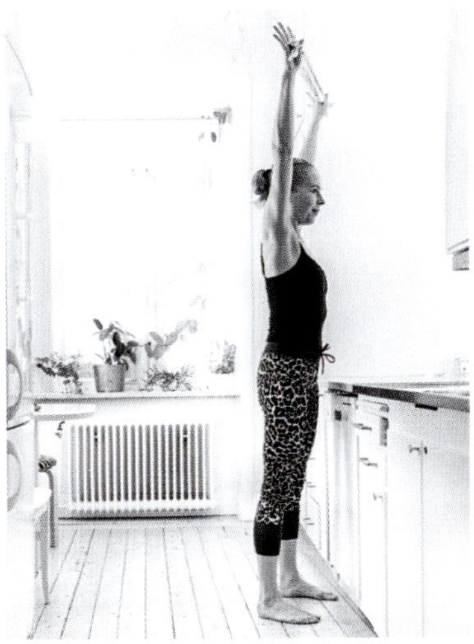

Handtuchheben

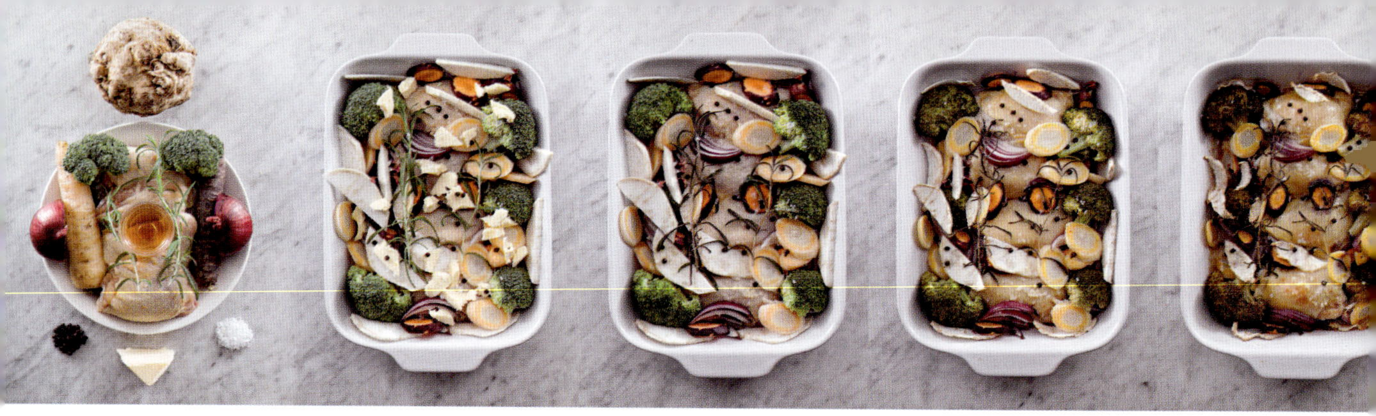

0 Std ——— 0 Std 10 Min ———

DER HUNDERT-GRAD-TRICK

Ein gutes Essen zuzubereiten macht Arbeit. Man braucht die richtigen Zutaten, muss genau abmessen und die Zeiten einhalten, auf das Essen aufpassen, umrühren usw. An manchen Tagen möchte man auch etwas anderes machen – zum Beispiel trainieren. Dann wende ich den Hundert-Grad-Trick an.

Das Prinzip ist einfach: Man bereitet frische Zutaten bei 100 °C im Ofen zu. Dieser Trick funktioniert sowohl bei Hauptgerichten als auch bei Desserts, bei Fleisch- und vegetarischen Gerichten. Diese Art der Zubereitung hat viele Vorteile:

- Große Freiheit bei der Wahl der Zutaten
- Kurze Vorbereitungszeit
- Kein Anbrennen, kein Küchendunst, keine Spritzer
- Man braucht nicht darauf aufzupassen – und hat Zeit zum Trainieren.

0 Std ——— 0 Std 5 Min ———

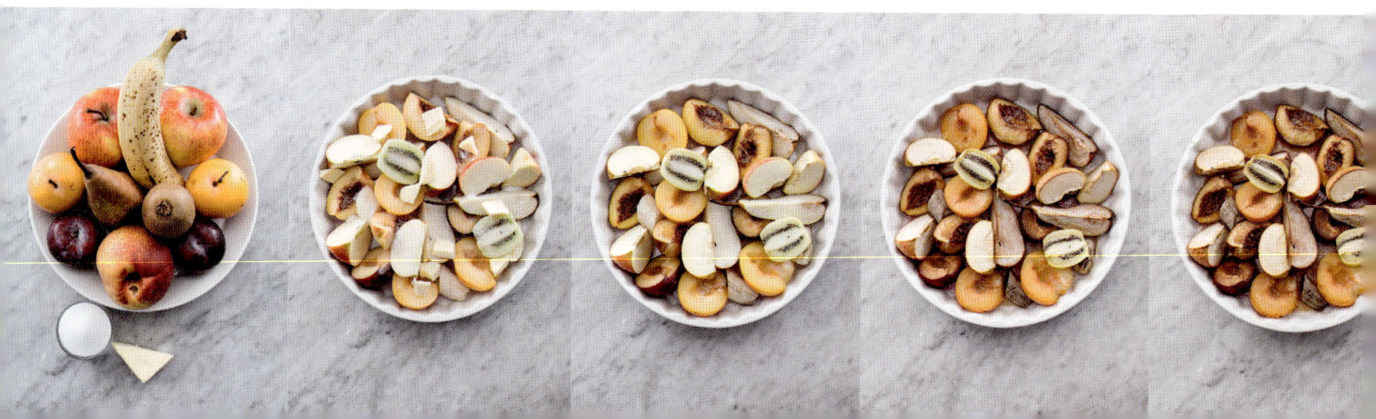

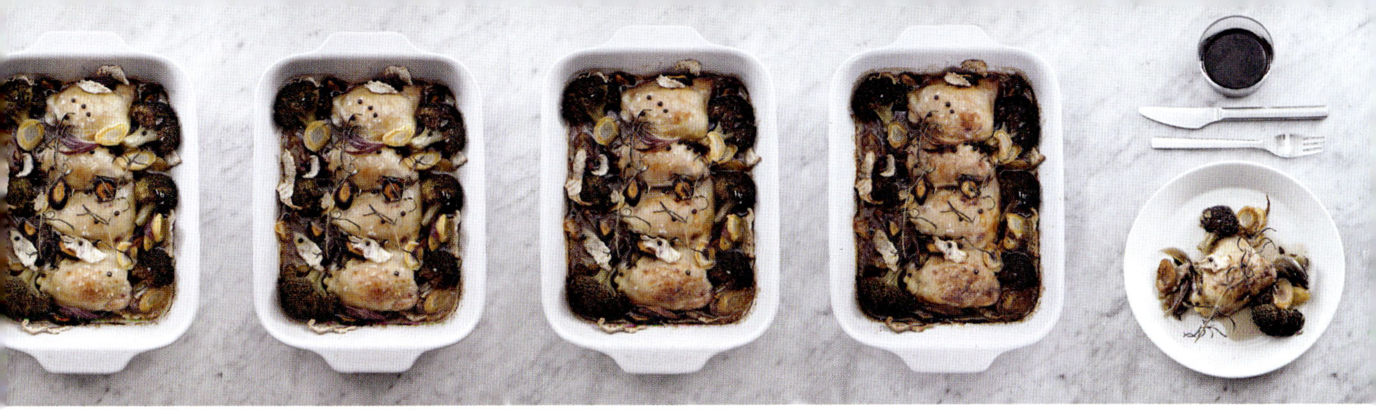

4 Std

- Das Essen wird lecker – das Fleisch wird zart und das Gemüse aromatisch.

So wird es gemacht:

- Den Ofen auf 100 °C vorheizen.
- Die Zutaten in Stücke schneiden.
- Alles in eine ofenfeste Form geben.
- Butter, Marsalawein und Gewürze hinzugeben.
- Die Form in den Ofen stellen.
- Trainieren.

Mehr über den Hundert-Grad-Trick für Hauptgerichte auf Seite 117 und für Desserts auf Seite 118.

1 Std 15 Min → 1Std 20 Min

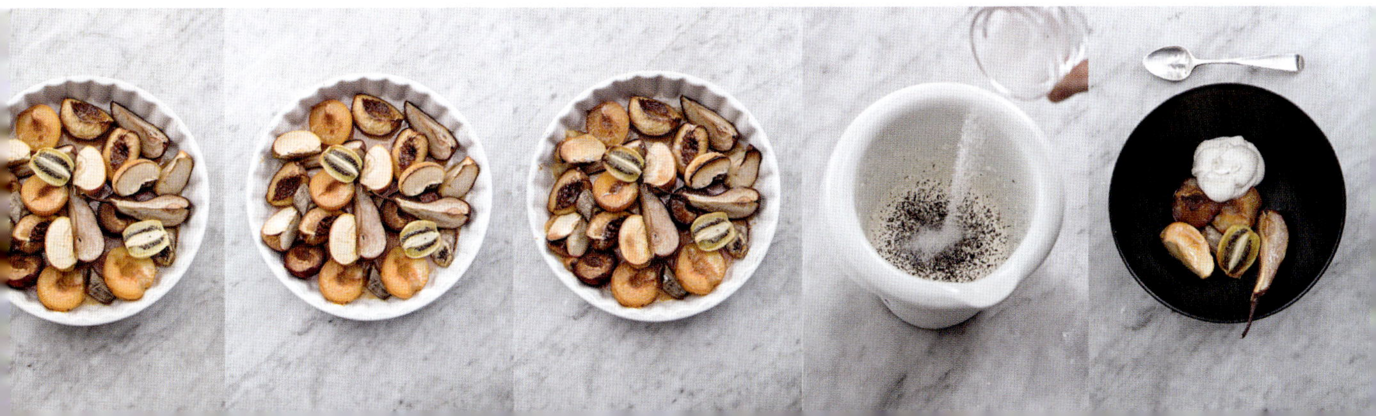

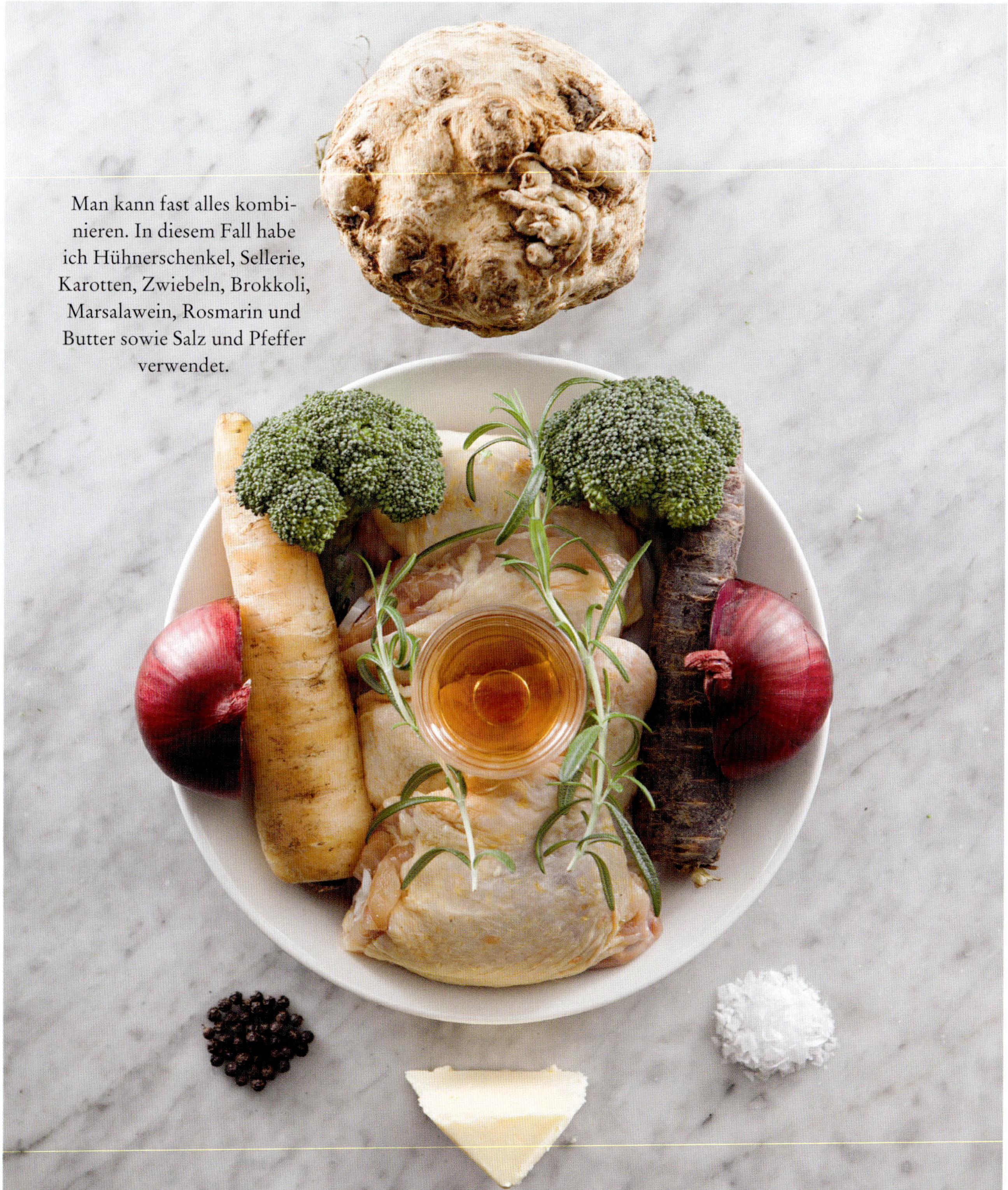

Man kann fast alles kombinieren. In diesem Fall habe ich Hühnerschenkel, Sellerie, Karotten, Zwiebeln, Brokkoli, Marsalawein, Rosmarin und Butter sowie Salz und Pfeffer verwendet.

DER SALZIGE TRICK

Fleisch, Fisch oder vegetarisch – der Hundert-Grad-Trick funktioniert immer. Die Zubereitungszeit variiert, denn Fisch und weiches Gemüse brauchen im Ofen nicht so lange wie Fleisch und Wurzelgemüse. Geben Sie sie daher erst am Ende der Garzeit dazu. Bei größeren Fleischstücken hilft ein Ofenthermometer, um sicher zu sein, dass das Fleisch völlig gar ist.

Die lange Garzeit macht Fleisch und Gemüse besonders zart und schmackhaft, mit einer karamellisierten Kruste. Wenn Sie die Form mit einem Deckel verschließen (und vielleicht noch etwas Flüssigkeit hinzugeben) erhalten Sie einen Eintopf.

Falls sie den Ofen einige Zeit sich selbst überlassen müssen, kombinieren Sie Fleisch und Gemüse mit der gleichen Garzeit. Wenn am Ende die Zeit knapp wird, erhöhen Sie die Temperatur.

REZEPTVARIANTEN

Hühnchen, Kapern, Zitrone, Butter, Knoblauch

Cherrytomaten, Sellerie, Portobello-Pilze, Aubergine, ungeschälte Knoblauchzehen

Mandelkartoffeln, rote Zwiebeln

Rote Beete, Haselnüsse, Ziegenkäse

Zucchini, Cherrytomaten, Knoblauch, Pinienkerne, Schafskäse, Olivenöl

Kichererbsen, Cherrytomaten, rote Zwiebeln, Aubergine, Kreuzkümmel/Curry, Butter

FÜR GÄSTE ODER ZUM AUFHEBEN

Sie können die Zutaten immer halbieren oder verdoppeln. Egal, ob Sie für sich allein oder für 20 Personen kochen wollen. Ich koche immer so viel, dass für die kommenden Tage immer noch etwas übrig ist.

EINTOPF-VARIANTE

Auch Eintöpfe lassen sich bei 100 °C im Ofen zubereiten. Bei der Verwendung von Rindfleisch sollte das Fleisch allerdings zuerst angebraten werden. Kontrollieren Sie, ob der Eintopf zu kochen beginnt – nicht alle Backöfen sind gleich. Hier ein einfacher Eintopf mit viel Gemüse.

VIER PORTIONEN

500 g Rindernacken
Butter
1 kg Karotten
2 gelbe Zwiebeln
2 Knoblauchzehen
1 Lorbeerblatt
1 Bund Petersilie, gehackt
1 Zweig Rosmarin
Salz und Pfeffer
500 ml Weißwein (oder Brühe)

ZUBEREITUNG

Das Fleisch säubern, in kleinere Stücke schneiden und in Butter anbraten. Karotten, Zwiebeln und Knoblauch schälen und in Stücke schneiden. Zwiebeln in eine ofenfeste Form mit Deckel, darauf die Hälfte des angebratenen Fleisches geben. Lorbeerblatt, die Hälfte der Petersilie, Rosmarin und Knoblauch hinzufügen. Mit Salz und Pfeffer würzen. Die Hälfte der Karotten, den Rest des Fleisches und anschließend den Rest der Karotten hinzufügen. Mit Salz und Pfeffer würzen. Wein oder Brühe dazu gießen.

Wenn der Eintopf nach etwa vier Stunden fertig ist, den Rest der Petersilie vor dem Servieren hineingeben. Der Eintopf wird besser, je länger er im Ofen steht. Verwenden Sie einen festschließenden Deckel, damit die Flüssigkeit nicht verdampft.

DER SÜSSE TRICK

Man kann auch einen Nachtisch bei 100 °C im Backofen zubereiten. Stellen Sie dazu die zerkleinerten Früchte in den Ofen, bevor Sie sich zum Essen hinsetzen, dann sind sie fertig, wenn Sie gespeist und sich etwas unterhalten haben.

Das Backen im Ofen konzentriert das Aroma der Früchte, reduziert die Säure und verstärkt die Süße.

Kombinieren Sie Früchte von gleicher Härte. Harte Früchte wie Äpfel, Birnen und Ananas bleiben länger im Ofen als Bananen und Kiwis. Klein geschnitten werden die härteren Früchte jedoch genauso schnell gar wie die weicheren.

Andere Desserts

Früchte wie Pflaumen, Äpfel, Ananas, Birnen, Nektarinen und Pfirsiche kann man nach Lust und Laune kombinieren. Hier ein paar Vorschläge:

- Nektarinen halbieren und mit der Schnittseite nach oben legen. Ein wenig Zucker und Zimt oder Vanillepulver darauf streuen. (1–1,5 Std.)
- Frische Ananas in Stücke schneiden und ein wenig Butter darauf geben. Mit griechischem Jogurt und Ahornsirup servieren. (1 Std.)
- Ganze Äpfel entkernen und eine Zimtstange in das Loch stecken. (3–4 Std.) Mit Vanillesahne servieren.
- Süße Banane und säuerliche Kiwi mischen. Mit gehackten Haselnüssen und Milchschokoladen bestreuen (45 Min.). Für Kinder geeignet.

Die Garzeiten hängen von der Reife der Früchte und der Größe der Stücke ab.

QUALITÄT VOR QUANTITÄT

Ein Nachtisch ist nicht immer gesund. Bereiten Sie nur zu, was Sie Sie wirklich lecker finden, denn dann reicht eine kleinere Portion. Qualität vor Quantität – das gleiche gilt auch für das Pilates-Training.

MINI-NACHTISCH

Ein paar Walnüsse mit einem kleinem Stück gutem Käse.

SCHOKOLADENEI

Ein Dessert, das schon lange zu meinen Favoriten gehört. Einfach, elegant und nicht zu süß.

4–6 PORTIONEN

100 g dunkle Schokolade
150 ml Schlagsahne
16–20 gesalzene Marcona-Mandeln
gutes Olivenöl

ZUBEREITUNG

Schokolade im Wasserbad schmelzen und 100 ml Schlagsahne einrühren. Den Rest der Sahne in einer Schüssel steif schlagen. Die Schokoladenmischung darunterheben. Eine Stunde in den Kühlschrank stellen.

Vor dem Servieren Mandeln grob hacken. Mit einem angewärmten Löffel eine große Schokoladenkugel formen und auf einen Teller geben. Mit Olivenöl und gehackten Mandeln servieren.

WINTEROBSTSALAT

Blutorange, Maracuja und
Grapefruit rosé, filetiert
Cointreau
Vanillesahne

SOMMEROBSTSALAT

Pfirsiche, Aprikosen, Erdbeeren und Himbeeren
Griechischer Joghurt
Walnüsse
Pistazien

Der süße Trick: Apfel, Kiwi, Birnen, Pflaumen und Banane mit Vanillesahne servieren (Schlagsahne + Vanillepulver + ein wenig Puderzucker)

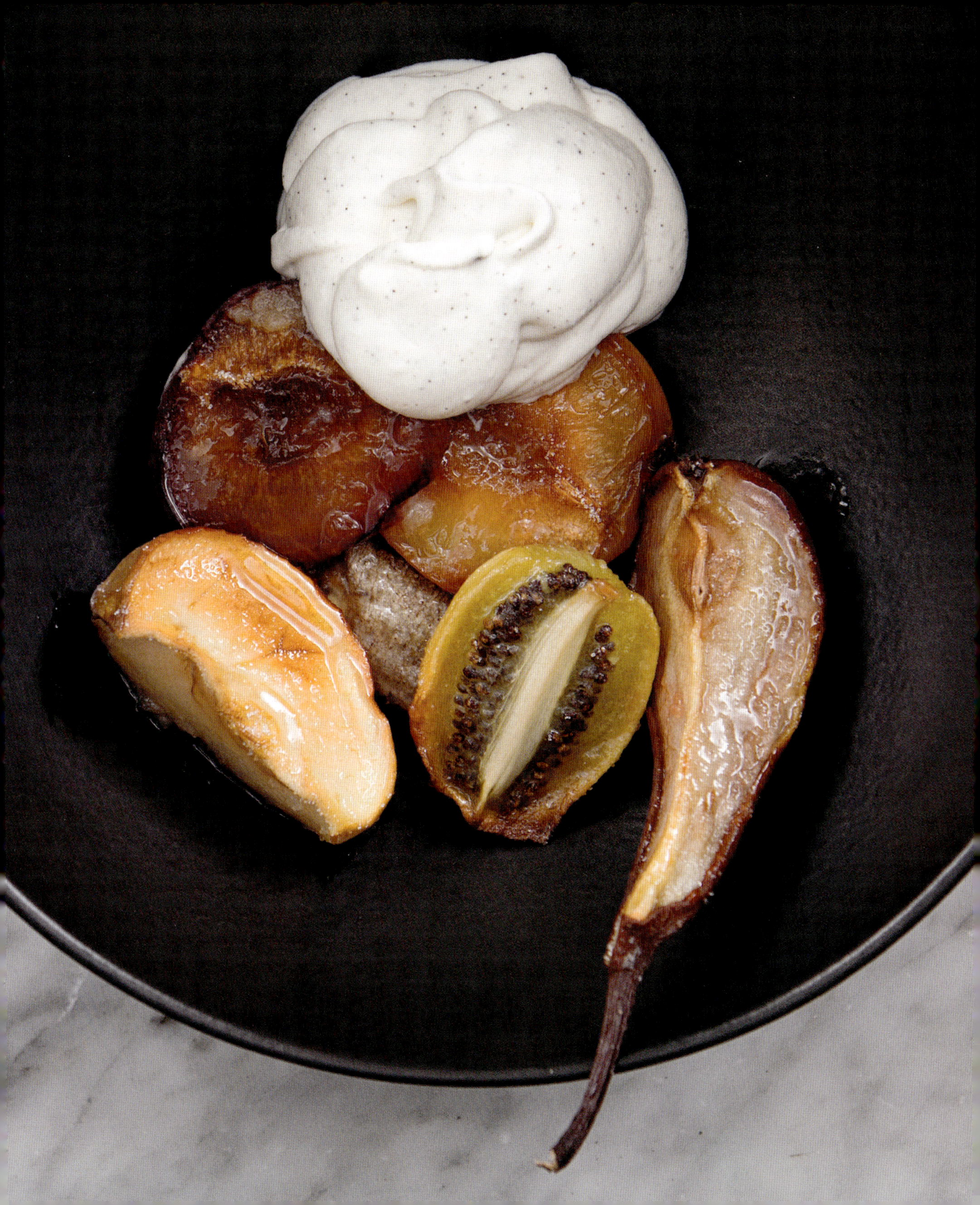

QUELLEN

Dana R. Carney, Amy J. C. Cuddy, und Andy J. Yap: „Power Posing: Brief Nonverbal Displays Affect Neuroendocrine Levels and Risk Tolerance", in: Psychological Science (10/2010)

Amy Cuddy: „Your Body Language Shapes Who You Are" in: TEDTalk (2012)

Ramón Estruch, Emilio Ros, et al: „Primary Prevention of Cardiovascular Disease with a Mediterranean Diet", in: New England Journal of Medicine (2013)

Ginny Graves: „The Hot Seat", in: Vogue US (Okt. 2013)

Benjamin Gayelord Hauser: Look Younger. Live Longer (Fawcett, 1950)

Rael Isacowitz: Pilates Anatomie. Illustrierter Ratgeber für Stabilität und Balance (Copress, 2011)

Filip Larsen, Mikael Mattson: Kondition och uthållighet för träning, tävling och hälsa (Sisu idrottsböcker, 2013)

Christopher McDougall: Born to Run: Ein vergessenes Volk und das Geheimnis der besten und glücklichsten Läufer der Welt (Karl Blessing Verlag, 2010)

Joseph Pilates: Your Health (Presentation Dynamics Inc., 1934)

Joseph Pilates, William John Miller: Return to Life through Contrology: Neues Leben durch Contrology. Deutsche Erstausgabe und Faksimile der Ausgabe von 1945 (Verlag Peter Ewers, 22009)

Tabata I, Nishimura K, Kouzaki M, et al: Effects of Moderate-Intensity Endurance and High-Intensity Intermittent Training on Anaerobic Capacity and VO2max (Department of Physiology and Biomechanics, National Institute of Fitness and Sports, Kagoshima Prefecture, Japan, 1996)

Ying Bao, Jiali Han, et al: „Association of Nut Consumption with Total and Cause-Specific Mortality" in: New England Journal of Medicine (2013)

DANK

Vielen Dank an Jessica Davinski für Frisuren und Make-up, an Viola Lahger für das Ausleihen des Korsetts, an Barbro Hellsing vom Kostümfundus des Theaters Dramaten, an Schloss Bogesund für die fantastischen Räumlichkeiten, an unsere Verlegerin Ebba Östberg dafür, dass sie Vertrauen in unser Projekt hatte, und an unsere Redakteurin Gabriella Sahlin für die unbezahlbaren Tipps und Ratschläge.

Ich möchte auch Anja Birnbaum und Carita Lesche für ihre Ermutigung danken und für alles, was ich in den letzten Jahren gelernt habe. Ebenso danke ich den Kollegen von Pilates Söder und dem Stockholm Pilates Center sowie allen, die ich jemals trainieren durfte.

Und nicht zuletzt: ein großer Dank an Joseph Pilates.

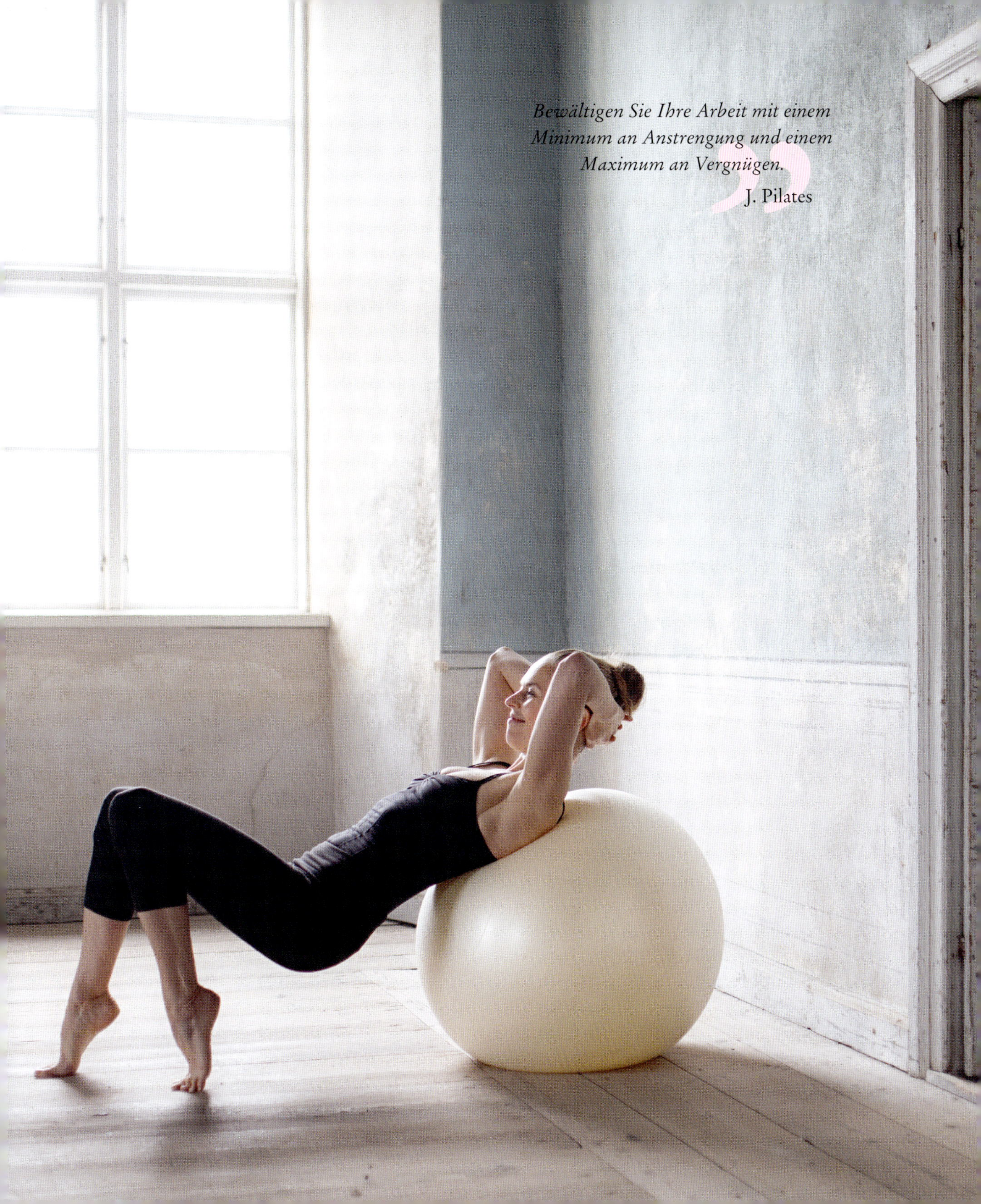
Bewältigen Sie Ihre Arbeit mit einem
Minimum an Anstrengung und einem
Maximum an Vergnügen.
J. Pilates